国家癌症中心肿瘤专家答疑丛书

应对 食管癌 专家谈

YINGDUISHIGUANAI ZHUANJIATAN

高树庚　主编

中国协和医科大学出版社

图书在版编目（CIP）数据

应对食管癌专家谈／高树庚主编. —北京：中国协和医科大学出版社，
2013.10

（国家癌症中心癌症专家答疑丛书）

ISBN 978-7-81136-936-6

Ⅰ. ①应… Ⅱ. ①高… Ⅲ. ①食管癌-诊疗 Ⅳ. ①R735.1

中国版本图书馆 CIP 数据核字（2013）第 178069 号

国家癌症中心肿瘤专家答疑丛书

应对食管癌专家谈

主　　编：高树庚
责任编辑：吴桂梅

出版发行：**中国协和医科大学出版社**
　　　　　（北京东单三条九号　邮编100730　电话65260378）
网　　址：www. pumcp. com
经　　销：新华书店总店北京发行所
印　　刷：北京佳艺恒彩印刷有限公司

开　　本：710×1000　　1/16开
印　　张：16.5
字　　数：185千字
版　　次：2014年4月第一版　　2015年11月第二次印刷
定　　价：29.80元

ISBN 978-7-81136-936-6

（凡购本书，如有缺页、倒页、脱页及其他质量问题，由本社发行部调换）

国家癌症中心肿瘤专家答疑丛书

应对食管癌专家谈

主　编：高树庚

副主编：邵　康　惠周光　黄　镜

编　者（按姓氏笔画排序）：

于　媛	王　力	王　兵	王　铸	王　燕
王子平	王珊珊	王海燕	王懋杰	车轶群
丛明华	叶霈智	田爱平	乔友林	刘　炬
刘　敏	刘　鹏	刘跃平	吕　宁	孙　莉
朱　宇	毕新刚	许潇天	闫　东	齐　军
吴　宁	吴秀红	吴宗勇	吴晓明	张海增
张燕文	李　宁	李　槐	李之山	李树婷
李峻岭	李彩云	李喜莹	杨宏丽	周冬燕
易俊林	郑　容	姚利琴	宣立学	贺　舜
赵方辉	赵东兵	赵京文	赵国华	赵维齐
徐　波	徐志坚	耿敬芝	袁正光	高　佳
高　黎	黄初林	黄进丰	黄晓东	彭　涛
董莹莹	董雅倩	蒋顺玲	韩彬彬	魏葆珺

序

近些年来，随着我国的城镇化和人口老龄化不断加快，"癌症"这个词汇越来越频繁地出现在各种媒体，成为大众关注的话题。据统计，从世界范围来看，癌症发病率约以年均3%左右的速度递增，现已成为人类第一位死因。《2012中国肿瘤登记年报》统计，我国每年新发癌症病例350万，约250万人被癌症夺去生命。今后10年，中国的癌症发病率与死亡率仍将继续攀升。癌症耗费了大量的卫生资源，给整个社会造成了巨大的压力，也给癌症患者和家庭带来了身体上和精神上的痛苦以及沉重的经济负担。由于大多数晚期癌症疗效欠佳，所费不菲，这使得大众误以为所有的癌症都难以治愈且代价高昂，由此对癌症产生了恐惧心理。然而事实上并非如此，国际抗癌联盟（UICC）2010年发表的研究结果，1/3的癌症是可以预防的，1/3的癌症是可以治愈的。如果能做到积极预防、及早发现、规范治疗，大多数癌症是有希望治好的。

在这场人类与癌症之间展开的没有硝烟的战斗中，仅仅凭借医务人员的努力是远远不够的。作为抗击癌症的主力军，医务人员不仅需要在治疗病患方面尽心竭力，还要将正确的抗癌知识通过各种形式的科普宣传与社会各界所有关心抗癌事业的人士分享，让更多的人正确的认识癌症。要将全社会各个层面的医疗活动的参与者都吸引到这个抗击癌症的队伍中来，政府、社会、防治机构、医务人员、研究人员、患者和家属，以及各界的热心人士携手并肩，汇聚力量，共同抗击癌症。

中国医学科学院肿瘤医院作为国家癌症中心的依托机构，拥有专业的医疗团队和先进的医疗水平，在肿瘤预防、肿瘤研究、早诊早治、多学科综合治疗等领域都做了大量的工作，取得了很多成绩。中国医学科学院肿瘤医院很早就认识到肿瘤防治需要社会的广泛参与，认识到防癌科普宣传的重要意义，长期以来不遗余力的通过报纸、电视、出版物、公益活动等多种形式普及癌症的防治知识。《国家癌症中心肿瘤专家答疑丛书》就是中国医学科学院肿瘤医院的名医专家们为大众奉献的一部内容新颖、形式生动的防癌科普丛书。

这部科普丛书涵盖了常见的 18 个癌种，通俗易懂、图文并茂，从癌症预防、研究到临床等多个不同角度深入浅出地解析肿瘤防治知识。充分体现了作者们传播健康生活方式、倡导正确防癌治癌的理念。希望广大读者能从中受益，拥有更加健康、更高质量的生活，享受更加美好的明天。

中国科学院院士
中国医学科学院肿瘤医院院长
2013 年 12 月

前 言

　　从全球发达国家癌症的发病规律中，我们看到癌症的发病率在一定阶段随经济的快速发展而呈增长趋势。在社会、人们给予普遍重视并采取相应措施之后，发病状况将逐渐趋缓。人类在攻克癌症的科学探索中取得的每一点进步，都将对降低癌症的发病率、提高癌症的治愈率起到不可低估的作用。我国目前正处在癌症的高发阶段，我们常常听到、看到以及周围的同事、亲友都有癌症发生，癌症离我们越来越近，癌症就在我们身边。癌症究竟是怎么回事，怎样才能减少患癌症的风险，得了癌症怎么办……，这些都是癌症患者、家属乃至大众问得最多的问题。为了帮助大家解除疑惑，了解更多相关知识，在癌症的治疗、康复和预防上给予专业性的指导，我们编写了这套丛书，希望能够协助患者、家属正确面对癌症，以科学的态度勇敢地与医务工作者共同战胜疾病。

　　《国家癌症中心肿瘤专家答疑丛书》（以下简称《丛书》）包括肺癌、胃癌、结直肠癌、肝癌、食管癌、膀胱癌、胰腺癌、淋巴瘤、肾癌、乳腺癌、宫颈癌、卵巢癌、鼻咽癌、下咽癌、喉癌、甲状腺癌、脑瘤、骨与软组织肿瘤等18种常见癌症，分为18个分册，方便读者选用。《丛书》以癌症的诊断、治疗、预防和康复为主线，介绍了癌症的临床表现、诊断、治疗方法、复查、预防与查体、心理调节以及认识癌症、病因的探究、如何就诊等相关内容。书后附有治疗癌症的案例供读者参考。书中内容均为当前在癌症预防、诊断、治疗、科研中的最新成果。例如，对一些癌症目前正在探索中的方法进行了客观的介绍；对于癌症的发生原因，也尽量将复杂的专业问题以简洁的语言呈现给读者。书中的观点、方法均以科学研究与临床实践为依据，严谨准确，坚决杜绝用伪科学引导、误导读者，帮助患者适时的选择治疗方法正确就医、康复。《丛书》中应读者需要还纳入了有关营养饮食、心理调节内容，在癌症的治疗康复中扩大了医疗之外的视野，提示患者和家属应更加关注合理的饮食和心理调节的重要性。为了更加贴近患者和家属，《丛书》采取了问答形式，读者找到问题便可以得到答案，方便读者使用。书后的"名家谈肿瘤"，是本书的另一特色，这些权威实用的科普内容，是专家们多年科学研究的成果和临床诊疗经验的总结，是奉献给读者的科普精粹。

《丛书》各册的主编都是长期工作在临床一线的医生，参加《丛书》撰写的作者都是活跃在本专业领域的中青年专家、业务骨干。部分资深专家也加入到编者行列，为了帮助癌症患者，普及科学知识，大家聚集在一起，在繁忙的临床科研教学工作中挤出时间撰写书稿。有的分册在编写前还向患者征集问题或将初稿送患者阅读修改。每本分册都是专家与读者的真诚对话，真心交流，字里行间流露出专家对读者的一片热忱、一份爱心。《丛书》的编写覆盖了肿瘤内科、外科、麻醉、诊断、放疗、病理、检验、药理、营养、护理、肿瘤病因、免疫、流行病学等肿瘤临床、肿瘤基础领域的专业知识，参编专家100余人。有些专家特为本书撰写的稿件已经可以自成一册，因为篇幅所限，只摘取了其中少部分内容。大家都有一个共同的心愿：为读者提供最好的读物。我们邀请肿瘤知名专家陆士新、孙燕、程书钧、黄国俊、屠规益、殷蔚伯、储大同、唐平章、赵平为《丛书》撰稿，他们都欣然同意，在百忙中很快将稿件完成。《丛书》是参与编辑人员集体的奉献。在书稿的编写出版过程中还有很多令人感动的故事，点点滴滴都体现了专家们从事医学科学的职业追求和职业品格，令人敬佩，值得学习。在此，对参加《丛书》撰写的专家、学者及所有人员表示衷心的感谢！还要特别感谢原中国科普研究所所长袁正光教授，从另一角度补上了癌症患者应如何对待死亡一页，为我们能够正视死亡、坦然面对死亡揭开了一层面纱。策划编辑张平同志，在18本《丛书》的组稿、修改、协调、联络全过程中发挥了中心作用，做出了重要贡献，在此对她表示感谢！

《丛书》作为科普读物还存在着许多不足，由于专家们希望为读者提供更多的专业知识，书中的内容、用语仍然偏专业些，为此在每册书的最后都列出了一些专业名词解释，有助于读者进一步学习相关专业知识，提高科学认知。

最后，希望《丛书》能够给予读者更多的帮助。患者在这里可以找到攻克癌症的同盟军，我们将共同努力，为战胜疾病、恢复健康而奋斗。作为科普读物，本书还有诸多不足，请广大读者给予指正。

丛书主编
国家癌症中心副主任
中国医学科学院肿瘤医院党委书记
2013 年 10 月 1 日于北京

目 录

一、临床表现篇

1. 什么是临床表现? / 1
2. 食欲差、体重减轻是不是患癌症了? / 1
3. 发热、乏力、厌食是不是肿瘤患者特有的症状? / 2
4. 食管癌早期会有症状吗? / 2
5. 什么叫进行性吞咽困难? / 2
6. 有吞咽困难一定是得了食管癌吗? / 3
7. 胸背部疼痛和患食管癌有关吗? / 3
8. 食管癌患者最常见的体征是什么? / 4
9. 中晚期食管癌患者最常见的临床表现是什么? / 4
10. 出现了胸腔积液是否说明已经到了食管癌晚期? / 4
11. 为何食管癌患者查体时要先检查颈部? / 5
12. 什么是恶病质? / 5

二、诊断篇

13. 为何要空腹抽血? / 6
14. 哪些化验检查需要空腹? / 7
15. 什么是晨尿? 尿常规检查为什么需留取晨尿? / 7
16. 如何留取合格的大便常规检查标本? / 7
17. 什么是大便潜血试验? 有哪些疾病会出现潜血阳性? / 8
18. 留取大便潜血标本需要做哪些准备? / 8
19. 什么是肿瘤标志物? / 9
20. 目前去医院抽血化验能查几种肿瘤标志物? / 9
21. 疑患某肿瘤时, 为何需查多个肿瘤标志物? / 11
22. 不同医院检测的肿瘤标志物检验结果有可比性吗? / 12
23. 检查血液能有效查出食管癌吗? / 12
24. 诊断食管癌需要做哪些检

1

查? / 13

25. 诊断食管癌的主要检查方法各有什么作用? / 13

26. 什么叫钡餐检查? 在食管癌诊断中有什么意义? / 14

27. 什么情况下不能进行钡餐检查? / 14

28. 为什么胃镜下确诊了食管癌, 还要行 CT 等检查? / 15

29. 在食管癌的诊断中还使用拉网检查方法吗? / 15

30. CT 检查在对食管癌的诊断中有何临床意义? / 15

31. 磁共振检查在对食管癌的诊断中有何临床意义? / 16

32. 做 CT、MRI 检查时为什么要做增强扫描? / 16

33. PET-CT 检查对诊断食管癌有作用吗? / 16

34. 已经做过影像学检查诊断了, 还需要做活检吗? / 17

35. 哪些食管疾病患者需要做胃镜检查? 注意事项是什么? / 17

36. 什么叫 TNM 分期? / 18

37. 什么叫临床分期? / 19

38. 什么是病理分期? / 19

39. 食管癌是如何分期的? 分期中 TNMG 各代表什么意思? / 20

40. 为什么要对食管癌患者进行分期? / 21

41. 术前检查发现食管癌没有扩散, 实际情况是否如此? / 22

42. 食管癌患者检查时间较长, 会延误治疗吗? / 22

三、 治疗方法篇

43. 什么叫综合治疗? / 23

44. 治疗食管癌有哪些方法? / 23

(一) 外科治疗/ 24

45. 什么是择期手术、限期手术和急诊手术? / 24

46. 什么叫根治性手术? 什么叫姑息性手术? / 24

47. 手术前患者为什么要做全面检查? / 25

48. 是不是所有的食管癌都需要手术治疗? / 26

49. 什么样的食管癌患者不适合手术治疗? / 26

50. 为什么食管癌患者出现转移就不能做手术了? / 27

51. 术前需要履行哪些知情同意手续? 什么人有资格签署手术知情同意书? / 27

52. 为什么要签署知情同意

书？ / 28

53. 手术知情同意书中写了那么多并发症，是否都会发生？ / 29

54. 手术前医患双方谈话时需要了解哪些内容？ / 30

55. 为什么食管癌患者手术前要喝泻药？ / 30

56. 为什么食管癌患者手术前需要进行呼吸道准备？ / 31

57. 月经期患者能接受手术吗？ / 31

58. 患者在被接入手术室前应做好哪些准备？ / 31

59. 食管癌患者手术前为什么要下胃管？ / 32

60. 手术前为什么需要患者做好心理上的准备？ / 32

61. 手术前患者特别紧张怎么办？ / 33

62. 食管癌患者合并其他疾病术前如何调整用药？ / 33

63. 手术前一天为什么要为患者做手术区域皮肤准备？ / 34

64. 手术当天患者家属应该做点什么？ / 34

65. 麻醉是不是很简单？麻醉医生都做些什么工作？ / 34

66. 主要的麻醉方法有哪些？ / 35

67. 什么是全身麻醉？ / 36

68. 全身麻醉对大脑会不会有损伤？ / 36

69. 什么是气管插管？会不会不舒服？ / 37

70. 麻醉有什么风险吗？ / 37

71. 为什么麻醉医生术前要访视患者？ / 38

72. 麻醉医生为什么要了解患者的吸烟史和饮酒量？ / 38

73. 食管癌手术前为什么要戒烟，戒烟多长时间再手术？ / 39

74. 手术前为什么需禁食禁水？ / 39

75. 食管癌患者选择哪种麻醉方式较理想？ / 40

76. 为什么要签署麻醉知情同意书？家属可以代签吗？ / 40

77. 患者应该怎样配合麻醉和手术？ / 41

78. 松动的牙齿或假牙对麻醉有什么影响？ / 42

79. 进入手术室后为什么要反复核对患者信息？ / 42

80. 患者进入手术后有哪些流程？ / 43

81. 手术小组主要由哪些人员组成？ / 43

82. 食管癌患者在手术中一定做锁骨下静脉置管吗？有什么

作用？／43

83. 食管癌手术的手术方式和方法有哪些？／44

84. 不同位置的食管癌手术切口有何不同？／44

85. 食管癌手术切除范围应该如何确定？／45

86. 食管癌能实施胸腔镜手术吗？有哪些优点？／45

87. 贲门癌开胸、开腹手术各有什么特点？／45

88. 为什么大多数食管小细胞癌不做手术？／46

89. 什么是食管癌的姑息性切除术？／46

90. 70 岁以上的食管癌患者应采取哪种治疗方法？／46

91. 严重前列腺肥大影响做食管癌手术吗？／47

92. 麻醉恢复室是怎么回事？／47

93. 什么样的食管癌患者需要到重症监护室监护？／48

94. 全身麻醉结束后患者醒来时会有什么感觉？／48

95. 术后伤口疼痛怎么办？／48

96. 术后疼痛对患者有什么影响？常用的术后镇痛方法有哪些？／49

97. 为什么患者术后疼痛程度不

同？／50

98. 术后患者躁动怎么办？／50

99. 术后恶心、呕吐与麻醉有关吗？／50

100. 食管癌手术后为何需要用力咳嗽？／51

101. 如何帮助食管癌患者术后有效咳痰？／51

102. 为何术后无痰也需要咳嗽？会把伤口咳坏吗？／51

103. 手术后患者为什么会出现发热现象？／52

104. 食管癌患者如何术后尽快康复？／52

105. 食管癌患者术后护理要重点注意些什么？／53

106. 手术中及术后为什么要患者穿弹力袜？／54

107. 食管癌手术后各种管道各有什么作用？／54

108. 食管癌患者手术后胃管多长时间拔除？／55

109. 食管癌患者手术几天拔除胸腔引流管较合适？／55

110. 食管癌手术后为什么要放置尿管？几天拔除？／56

111. 为什么拔了导尿管后患者不能解小便？该怎么办？／56

112. 食管癌术后禁食会影响伤口愈

合吗? / 56

113. 食管癌手术后应该静养，还是
     多活动? / 57

114. 食管癌患者术后可以进行哪些
     活动? / 57

115. 食管癌术后发热是正常的吗?
     可能是什么原因? / 58

116. 食管癌手术后第 7 天喝水后出
     现发热 39℃、寒战，
     是什么原因? / 59

117. 什么是食管癌术后吻合口瘘?
     有何表现? / 59

118. 食管癌后吻合口瘘什么时候
     容易发生? 什么原因?
     如何治疗? / 60

119. 为什么食管癌手术后会有胸腔
     积液? / 61

120. 食管癌手术有哪些并发症? 哪
     些是最严重的并发症? / 61

121. 食管癌手术后出现并发症能治
     好吗? 多长时间能治好? / 62

122. 什么是术后胃瘫综合征? 什么
     原因? / 62

123. 胃瘫的主要症状是什么? 如何
     诊断? / 62

124. 食管癌术后发生胃瘫该怎么
     办? / 63

125. 食管癌手术后容易出现倾倒综
     合征吗? 有什么症状? / 64

126. 食管癌手术后乳糜胸是什么原
     因? / 64

127. 食管癌术后出现乳糜胸如何治
     疗? / 65

128. 食管癌术后下床活动后突发心
     慌、气短、口唇发紫
     是什么原因? / 65

129. 得了肺动脉栓塞该如何治
     疗? / 66

130. 食管癌患者手术后心脏病复发
     该怎么办? / 66

131. 食管癌患者手术后出现并发症
     该怎么办? / 67

132. 食管癌患者手术后需要监护多
     长时间? / 67

133. 食管癌术中放置空肠营养管起
     什么作用? / 67

134. 食管癌手术同时做空肠造瘘有
     什么好处? / 68

135. 如何护理空肠造瘘? / 68

136. 食管癌手术后前几天胃管有血
     性物引出，要紧吗? / 68

137. 食管癌术后换药发现切口红肿、
     流黄色黏稠液体，
     是不是化脓了? / 69

138. 做食管癌手术为什么切除一部
     分胃，会影响今后进食
     吗? / 69

139. 贲门癌全胃切除后还能进食

吗? / 69

140. 食管癌术后几天可以拆线? 有哪些因素影响伤口的愈合? / 70

141. 患者术后多长时间可以洗澡? / 70

142. 食管癌患者术后为什么要进行术侧肩关节的锻炼? / 71

143. 食管癌患者术后应如何进行术侧肩关节锻炼? / 71

144. 食管癌患者术后采取什么卧位最好? / 72

145. 食管癌手术后一般需要住院几天才能出院? / 73

146. 食管癌患者手术出院后需要注意什么? / 74

147. 为什么有的患者食管癌术后进食困难? / 74

148. 食管癌术后吻合口狭窄该怎么治疗? / 74

149. 为什么食管癌术后会有胃内容物反流, 有时会呛咳? / 75

150. 为什么食管癌术后容易出现腹泻? / 75

151. 食管癌术后切口疼痛一般持续多长时间? / 76

152. 如何评估食管癌的手术疗效? / 76

153. 什么是内镜下治疗? / 77

154. 目前食管癌内镜下微创治疗的效果怎样? / 78

155. 什么样的食管癌患者适合采用内镜下微创治疗? / 79

156. 内镜下能彻底切除食管癌吗? 如果不彻底怎么办? / 80

157. 内镜下治疗有哪些风险? / 80

(二) 放射治疗 / 81

158. 放射治疗是怎么回事? / 81

159. 放疗和核辐射是一回事吗? / 81

160. 什么样的患者不适合放疗? / 82

161. 应用放疗根治肿瘤需要满足哪些条件? / 82

162. 放疗可取代手术治疗吗? / 83

163. 用于治疗肿瘤的放疗技术有哪些? / 84

164. 常规放射治疗技术指的是什么? 有哪些不足? / 84

165. 三维适形放射治疗技术指的是什么? 有哪些不足? / 85

166. 什么是调强放射治疗技术? / 86

167. 调强放射治疗有哪些优点? / 87

168. 调强放射治疗为什么准备时间较长? / 87

169. 放射治疗有什么流程? / 88

170. 什么是放疗的定位和 CT 模拟定位？/ 89

171. 什么是放疗的靶区勾画？/ 89

172. 什么是放疗计划设计？放疗为什么要做计划设计？/ 90

173. 什么是术前放疗或术前同期放化疗？/ 90

174. 癌症患者手术后多长时间进行放疗是最佳时机？/ 91

175. 放疗前患者需要做哪些心理准备？/ 91

176. 放射治疗对患者的着装有什么要求吗？/ 92

177. 糖尿病会增加放疗的风险吗？怎样应对？/ 92

178. 放疗过程中会出现哪些身体反应？/ 92

179. 放疗中营养支持为什么特别重要？需要忌口吗？/ 93

180. 放疗过程中为什么要进行中期疗效评价？/ 94

181. 怎么自我检测放射治疗的效果？/ 95

182. 放疗期间如何保护皮肤？/ 95

183. 放疗后皮肤和黏膜反应还会持续多久？/ 96

184. 放疗的不良反应可以预防和减轻吗？/ 96

185. 癌症患者放疗期间怎么应对合并症？/ 97

186. 放疗期间白细胞计数减少怎么办？需要停止放疗吗？/ 97

187. 放疗期间如果机器坏了，放疗中断会影响疗效吗？/ 98

188. 患者在放疗期间可以洗澡吗？/ 99

189. 放疗期间的患者能和亲人接触吗？/ 99

190. 放疗后什么时候复查？复查时需要查哪些项目？/ 99

191. 放疗期间需要使用治疗辐射损伤的药物吗？/ 100

192. 什么是热疗？什么情况下需要做热疗？/ 100

193. 食管癌患者需要放疗吗？/ 101

194. 食管癌对放疗敏感吗？/ 101

195. 食管癌患者手术后什么情况需要做放疗？/ 101

196. 食管癌患者手术后需要做同步放化疗吗？/ 102

197. 食管癌患者术前放疗或同步放化疗有什么作用？/ 102

198. 食管癌患者手术以前在什么情况下需要做放疗或同步放化疗？/ 102

199. 不能手术切除的食管癌在什么情况下可以做根治性放化疗？/ 103

200. 食管癌患者在放疗期间可以联合靶向药物吗? / 103

201. 食管癌患者放疗后需要继续做化疗吗? / 103

202. 什么样食管癌患者适合腔内放疗? / 104

203. 早期食管癌患者可以接受放疗吗? / 104

204. 食管癌患者放疗前需要做些什么准备? / 104

205. 放射治疗食管癌一般需要多长时间? / 104

206. 治疗食管癌的放疗技术都有什么? 疗效有差别吗? / 105

207. 放射治疗食管癌会产生哪些并发症? / 105

208. 食管癌患者放疗前或放疗期间吃不进东西怎么办? / 105

209. 若放疗前植入了营养管影响放疗疗效吗? / 106

210. 食管癌患者放疗前出现胸痛、发热该怎么办? / 106

211. 放射治疗有什么不适? / 106

212. 患者在放疗期间外出应注意什么? / 107

213. 照射区域可以贴膏药吗? / 107

214. 照射区域的皮肤可以热敷吗? / 107

215. 颈部放疗的患者能戴围巾吗? / 107

216. 可以用手按摩照射区的皮肤吗? / 108

217. 照射区域皮肤会有哪些变化? / 108

218. 对放疗期间患者的服药和饮水有什么好建议? / 108

219. 放疗会引起脱发吗? / 109

220. 放疗期间为什么要经常称体重? / 109

221. 放疗期间可以进行体育锻炼吗? / 109

222. 食管癌患者在放疗期间不想吃饭怎么办? / 110

223. 食管癌患者在放疗期间出现干咳该怎么办? / 110

224. 食管癌患者在放疗期间出现吞咽疼痛该怎么办? / 110

225. 食管癌患者接受放疗后吃不进饭是怎么回事? / 111

226. 食管癌患者接受放疗后出现咳嗽、咳痰、憋气、发热该怎么办? / 111

227. 食管癌患者接受放疗后鼻饲管什么时候可以拔出? / 111

228. 放疗结束后还需要继续使用放疗辐射损伤保护的药物吗? / 112

229. 食管癌患者放疗后能解决吃饭

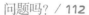
问题吗? / 112

230. 对不能手术的食管癌患者通过放疗能改善声音嘶哑吗? / 112

231. 放疗能改善因手术导致的声音嘶哑吗? / 113

232. 食管癌患者放疗后胸前、背后皮肤变黑了怎么办? / 113

233. 怎样评价放射治疗食管癌的疗效? / 113

234. 食管癌放疗后还会复发转移吗? / 114

235. 食管癌放疗后复发了该怎么办? / 114

236. 放疗后患者在生活中还有什么需要注意的? / 114

237. 食管癌患者接受放疗后对生育有影响吗? / 115

238. 食管癌患者接受放疗后还能饮酒吗? / 115

239. 放射性核素能治疗肿瘤吗? / 115

240. 放射性核素主要用于哪些肿瘤的治疗? / 116

241. 应用放射性核素治疗安全吗? / 116

242. 晚期肿瘤患者中骨转移发生率有多少? / 116

243. 放射性核素治疗骨转移的效果如何? / 117

244. 临床上常用哪些放射性药物治疗骨转移? / 117

245. 哪些骨转移患者适合接受放射性核素治疗? / 117

246. 哪些骨转移患者不宜接受放射性核素治疗? / 118

247. 放射性核素治疗骨转移有哪些常见的副作用? / 118

248. 放、化疗期间和结束后为什么要频繁进行血常规检查? / 118

(三) 内科治疗 / 119

249. 什么是化疗? / 119

250. 什么是化疗方案? / 120

251. 化疗周期是指1周吗? / 120

252. 化疗是天天做吗? / 120

253. 如何正确对待化疗, 消除恐惧? / 121

254. 什么是一线化疗? 什么是二线化疗? / 121

255. 二线化疗的有效率是多少? / 122

256. 什么是新辅助化疗? / 122

257. 哪些患者需要接受新辅助化疗? / 122

258. 新辅助化疗后患者什么时候可以接受手术治疗? / 123

259. 什么是术后辅助化疗? / 123

260. 食管癌患者手术后做化疗需进行哪些准备工作? / 124

261. 食管癌患者术后化疗期间在饮食方面应注意什么? / 124

262. 食管癌患者术后多长时间开始行化疗比较合适? / 124

263. 常用治疗食管癌的化疗药物和化疗方案有哪些? / 125

264. 如何判断化疗的耐受性? / 125

265. 食管癌患者术后医生建议化疗,有替代方法吗? / 126

266. 是不是化疗的副作用越大疗效越好? / 126

267. 如何评估化疗的疗效? / 126

268. 化疗多长时间可以看出疗效? / 127

269. 为什么有的人化疗效果好,有的人化疗效果不好? / 127

270. 食管癌患者化疗过程中会出现哪些身体反应? / 128

271. 做化疗期间还可以上班吗? / 129

272. 如何减轻化疗不良反应? / 129

273. 化疗时患者感觉恶心,但又吐不出来怎么办? / 130

274. 肿瘤患者化疗后大便干燥怎么办? / 131

275. 化疗药物可以引起脱发吗? 如有脱发现象应该怎么办? / 131

276. 患者化疗后手指、脚趾出现麻木怎么办? / 131

277. 患者化疗后出现口腔黏膜炎,有什么方法能减轻疼痛? / 132

278. 化疗后患者白细胞、血小板计数减少该怎么办? 应该注意什么? / 133

279. 化疗后患者出现皮疹、甲沟炎、手脚脱皮、有破溃该怎么办? / 133

280. 化疗后患者出现拉肚子该怎么办? / 134

281. 化疗时要"忌口"吗? / 135

282. 化疗过程中可不可以服一些中药? / 135

283. 如果化疗效果不好该怎么办? / 136

284. 该如何选择进口药物和国产药物? / 136

285. 如何选择治疗食管癌的化疗方案? / 137

286. 化疗和生物靶向治疗是一个概念吗? / 137

287. 化学治疗晚期食管癌需要做几个周期? / 138

288. 如何评价化学治疗对晚期食管癌的疗效? / 138

289. 晚期食管癌患者需要接受化疗吗? / 139

290. 接受化疗的患者需要做中心静脉置管吗? / 139

291. 化疗后在家休息时应注意什么？/ 140

292. 晚期食管癌患者化疗后还需继续治疗吗？/ 140

293. 什么是肿瘤的介入治疗？/ 140

294. 肿瘤的介入治疗有哪些方法及作用？/ 141

295. 什么叫动脉栓塞术？什么叫化疗栓塞术？/ 141

296. 需通过哪些途径完成肿瘤的介入治疗？/ 141

297. 食管癌患者是否适合于经血管介入治疗？/ 141

298. 什么是食管癌的射频治疗？/ 142

299. 激光治疗食管癌的主要方法有什么？/ 142

300. 什么样的患者适合食管癌支架治疗？/ 143

301. 我们为什么需要新药？/ 143

302. 什么是靶点药物的研究？/ 144

303. 什么是抗肿瘤新药临床试验研究？/ 144

304. 抗肿瘤新药是怎么研发出来的？/ 145

305. 一个新药的研发需要多长时间？为什么？/ 145

306. 如何能够参加新药临床研究？/ 146

307. 什么是I期临床试验？/ 146

308. 什么是II期临床试验？/ 147

309. 什么是III期临床试验？/ 147

310. 什么是IV期临床试验？/ 147

311. 什么是临床研究中的知情同意？/ 148

（四）中医治疗/ 149

312. 中药治疗在食管癌患者中的作用怎么样？/ 149

313. "偏方"、"秘方"在食管癌治疗中有用吗？/ 150

314. 有抗肿瘤的中药吗？/ 150

315. 中医在肿瘤治疗中有哪些优势？/ 151

316. 中医药配合放化疗能同时进行吗？/ 152

317. 常用的滋补食物有哪些？/ 152

318. 肿瘤患者放化疗后练习气功是否有益？/ 153

（五）输血相关问题/ 154

319. 食管癌术中是否需要输血？输注亲属的血是否更安全？/ 154

320. 全血和成分输血的疗效谁更好？/ 155

321. 为什么将 Rh 阴性血叫"熊猫血"？/ 155

322. 血型检测常见结果包括哪些？/ 156

323. 肿瘤患者何时需要输注红细

胞？/ 156

324. 肿瘤患者输血有哪些风险？/ 157

325. 肿瘤患者输血会促进肿瘤的复发吗？/ 157

（六）止痛/ 158

326. 什么是癌性疼痛？疼痛分几级？/ 158

327. 世界卫生组织将疼痛程度分为几级？每级的标准是什么？/ 159

328. 如何向医生描述患者的疼痛？/ 159

329. 世界卫生组织推荐的治疗癌痛三阶梯止痛方案是什么？/ 160

330. 三阶梯止痛方案常用的镇痛药都有哪些？/ 160

331. 三阶梯镇痛方案的基本原则是什么？/ 161

332. 癌痛患者应该什么时候开始止痛治疗？/ 162

333. 阿片类药物的毒副反应有哪些？出现后应立即停药吗？/ 162

334. 食管癌患者手术前疼痛的主要原因是什么？/ 163

335. 食管癌患者手术后疼痛的主要原因有哪些？/ 163

336. 食管癌患者术后止痛的最佳方法是什么？/ 163

337. 食管癌患者术后常用的肌注、皮下注射的止痛药物有哪些？/ 164

338. 食管癌患者手术后常用的口服止痛药物有哪些？各有什么优缺点？/ 164

339. 食管癌患者手术后长期慢性疼痛怎么办？/ 164

340. 怎么样使用多瑞吉止痛贴（芬太尼透皮贴剂)？/ 165

（七）营养/ 165

341. 什么是膳食纤维，有什么作用？/ 165

342. 何谓膳食宝塔？/ 166

343. 肿瘤患者营养不良常见症状有哪些？如何解决？/ 167

344. 营养状态差的食管癌患者为什么术前需要营养支持？/ 167

345. 手术前营养支持的方法有哪些？/ 168

346. 什么是清流食、流食、半流食、软食？/ 168

347. 食管癌术后为什么一般 7 天后才能开始吃东西？/ 168

348. 食管癌术后鼻孔中放置的两根管子分别起什么作用？/ 169

349. 食管癌术后常用的营养支持途径有哪些？/ 169

350. 食管癌术后营养支持为什么首

选肠内营养？／169

351. 食管癌患者术后的饮食如何恢
复？／170

352. 食管癌患者手术出院后如何进

行饮食调整？／171

353. 食管癌患者手术后进食的不良
反应有哪些？／172

四、 复查与预后篇

354. 治疗后什么时间复查？间隔
多长时间复查 1 次？／173

355. 食管癌患者手术后复查都需要
做什么检查？／173

356. 复查时发现肿瘤标志物增高该
怎么办？／174

357. 复查肿瘤标志物正常，还需要
进行影像学检查吗？／174

358. 食管癌患者复查一定要做胃镜
吗？／175

359. 食管癌患者治疗后为何会出现
声音嘶哑？该做什么检
查？／175

360. 复查时 CT 检查发现纵隔淋巴结
肿大意味着什么？
该如何治疗？／176

361. 手术后复查发现锁骨上淋巴结
肿大怎么办？／176

362. 发现有身体其他部位转移（远
处转移）怎么办？／177

五、 心理调节篇

363. 为什么人患肿瘤后心情总是很
烦躁？如何应对？／178

364. 个人怎样做才有利于与癌症作
斗争？／178

365. 如何正确认识食管癌手术对患
者的影响？／179

366. 我害怕手术，采用中药治疗行
吗？／180

六、 预防篇

367. 癌症可以预防吗？／181

368. 哪些生活方式有助于预防癌症
呢？／181

369. 什么是食管癌人群筛查？如何

进行筛查？／182

370. 如何早期发现食管癌？／183

371. 什么是 Barrett 食管？会癌变
吗？／183

372. 什么是反流性食管炎? 有哪些症状? 会癌变吗? / 184

373. 什么样的食管癌患者需要定期复查胃镜? / 184

七、 认识食管癌篇

374. 什么是肿瘤? / 186

375. 什么是癌症? / 186

376. 肿瘤细胞的分化程度与恶性程度有什么关系? / 187

377. 食管的形态和体内的位置? / 187

378. 食管有哪些主要生理功能? / 187

379. 食管癌是如何分段的? / 188

380. 什么是食管癌? / 189

381. 什么是食管癌前病变, 什么是早期食管癌? / 189

382. 食管常见的良、恶性肿瘤有哪些? / 190

383. 食管癌的转移途径有哪些? / 190

384. 如何来看一份食管癌的病理报告? / 191

385. 食管癌有高危人群吗? / 191

386. 食管癌最容易发生在食管的什么部位? / 192

387. 食管癌容易发生转移的部位是哪儿? / 192

388. 什么叫复发? 复发的常见位置有哪些? / 193

389. 什么是胸膜转移? / 193

390. 食管癌能治好吗? / 193

391. 5年生存率是什么意思? / 194

392. 亲属患食管癌去世, 其他成员是否也会得食管癌? 会遗传吗? / 194

393. 食管中度不典型增生需要做手术吗? / 195

394. 饮食习惯与食管癌有关吗? / 195

395. 吃药可以预防食管癌吗? / 195

396. 食管癌传染吗? / 196

八、 食管癌病因探究篇

397. 全世界范围内食管癌的发病情况怎样? / 197

398. 中国人群的食管癌发病概况怎样? / 197

499. 我国哪些地方食管癌高发? / 198

400. 我国食管癌的发病率有下降趋势吗？/ 198

401. 容易患食管癌的危险因素有哪些？/ 199

九、 如何就诊篇

402. 就医时患者如何正确向医生叙述自己的病史？/ 201

403. 如何做好就医前的准备？/ 202

404. 如何选择普通门诊和专家门诊？/ 202

405. 选择哪种方式预约挂号？/ 203

406. 为何要建立正式病案？/ 203

407. 一旦诊断为食管癌，应当看什么科？/ 204

十、 典型病例篇

病例一　食管癌早期内镜微创治疗病例/ 205

病例二　食管癌手术成功病例/ 206

病例三　食管癌放疗成功病例/ 206

病例四　食管癌化疗成功病例/ 207

十一、 名家谈肿瘤

增强"自我科学抗癌"意识/ 208

五十年来我国肿瘤防治工作的发展和体会/ 211

少吃多动　预防肿瘤/ 214

对癌症治疗的一点看法/ 216

面对癌症作战的现代策略/ 219

防治肿瘤，从改变自己做起/ 222

勇气创造奇迹　科学铸造明天/ 226

十二、 名词解释

一、临床表现篇

1. 什么是临床表现？

　　临床表现是指患者得了某种疾病后身体发生的一系列异常变化。临床表现包括症状和体征。所谓症状就是指患者主观感觉的身体不适或异常表现，如头痛、乏力、吞咽困难等；而体征则是指由医生通过**视诊**、**触诊**、叩诊、**听诊**查到的客观异常表现，如**听诊**时听到的心脏杂音、**触诊**时触到的肝或脾大等。

　　每位患者的临床表现会因疾病的不同而所表现的症状和体征也不尽相同，如普通感冒，患者主要症状表现为鼻塞、流涕、喉痛，偶有发热，而无明显的体征；大叶性肺炎的主要症状为咳嗽、咳痰、发热伴有胸痛，同时也会有明显的体征，如医生在患侧胸部可听到湿啰音。

2. 食欲差、体重减轻是不是患癌症了？

　　食欲差与体重减轻是比较常见的普通临床表现，许多疾病都可以有这些症状，更多见的是非肿瘤性疾病所导致。在天气炎热、情绪不好、食物不对口味时常会导致食欲差，经过适当的调节，这种状况通常在短时间内会得到改善。一些常见疾病如感冒、慢性胃炎、病毒性肝炎也可表现出食欲差。当然，这些疾病在出现食欲差的同时，往往会伴有这些疾病相对特征性的临床表现，如感冒时的鼻塞、流涕，慢性胃炎时伴有的胃胀、胃痛，肝炎时伴有的皮肤颜色变黄等。食欲差、进食量少，吃进去的食物能量满足不了机体的需要，体重自然会减轻。当然，恶性肿瘤晚期患者也会出现这样的症状，但这并不是肿瘤患者的特有症状。无论什么原因，应该到医院就诊，在医生的指导下，进行必要的检查，以确定病因，并及时治疗。

3. 发热、乏力、厌食是不是肿瘤患者特有的症状？

多种疾病会引起发热、低热伴乏力、厌食，常见于肺结核、风湿免疫性疾病、慢性炎症、免疫力低下等患者；长期心理紧张、情绪不稳定也会引起体温中枢紊乱，造成不明原因的持续低热。高热常见于细菌感染引起的疾病，如细菌性肺炎、急性胆囊炎、急性肾盂肾炎等。因此，发热、乏力、厌食都是人体某些疾病的普通反应，并非是肿瘤患者所特有的症状。

4. 食管癌早期会有症状吗？

早期食管癌的症状往往不明显，易被患者忽略，这也是早期食管癌较难发现的主要原因。早期食管癌的主要症状，有胸骨后不适、吞咽时轻度疼痛或进食后食物停滞感等。上述症状可间断或反复出现，也可持续长达数年。

5. 什么叫进行性吞咽困难？

所谓进行性吞咽困难是指随着时间的推移，进食困难症状逐渐加重，最初表现为食用固体食物如馒头、米饭等有哽噎感，之后为进半流食如面条、稠粥等出现困难，最后发展至进流食牛奶、稀粥等也出现不顺甚至滴水不进。进行性吞咽困难是中晚期食管癌的典型表现。

6. 有吞咽困难一定是得了食管癌吗？

引起吞咽困难的原因有两类：

（1）非食管疾病引起的，只是占很少的比例，包括：①神经性疾病，如帕金森综合征、脑血管病、脑血管肿瘤等；②肌肉性的病变，包括重症肌无力、甲状腺功能亢进等；③外压性的改变，正常情况下食管是很通畅的，但是外压了一个肿瘤时，例如肺癌或巨大的纵隔肿瘤也会产生吞咽困难。

（2）食管疾病引起的吞咽困难，所占比例比较多，这一类疾病主要分为两类：①食管恶性肿瘤导致管腔狭窄甚至阻塞，造成食物下咽困难，这种情况约占90%；②还有10%左右是由食管良性疾病，如食管平滑肌瘤、贲门失弛缓症等引起。

出现吞咽困难并不一定是食管癌，吞咽困难更不一定是食管癌晚期，但进行性吞咽困难短期加重甚至出现滴水不进才有可能是食管癌晚期。

7. 胸背部疼痛和患食管癌有关吗？

当肿瘤侵犯出食管最外层纤维膜时，受侵犯的组织如椎前筋膜等处的感觉神经受到刺激，反射至中枢感到前胸后背疼痛，侵犯的部位不同，疼痛的部位不同，疼痛也可呈放射性。但胸背部疼痛不是食管癌的特有表现，许多疾病如冠心病、心绞痛、胃痉挛、肋软骨炎等也可引起胸背部疼痛，所以胸背部疼痛不一定是得了食管癌，需进一步检查明确。

8. 食管癌患者最常见的体征是什么？

早期患者往往没有明显体征；晚期则可出现颈部或锁骨上淋巴结肿大、胸腔积液、消瘦、贫血、营养不良、失水或恶病质等体征；当癌肿转移至其他器官可出现相应体征。

9. 中晚期食管癌患者最常见的临床表现是什么？

中晚期食管癌因肿瘤生长浸润造成管腔狭窄、侵犯或压迫周围组织器官而出现如下表现：①进行性吞咽困难；②呕吐；③胸背部疼痛，其性质可呈烧灼样、针刺样或牵拉样，在咽下粗糙、灼热和刺激性食物时更为显著；⑤刺激性咳嗽和呼吸困难，为压迫气管所致；⑥声音嘶哑，为食管癌或其转移灶侵犯喉返神经所致；⑦膈肌麻痹，为侵犯膈神经所致；⑧出现进食呛咳、发热、脓臭痰等，为食管气管瘘所致；⑨纵隔感染和致命性的大出血，为肿瘤溃破和侵犯大血管所致；⑩远处转移：表现为腹部肿块、胸腹腔积液、骨骼疼痛、皮下结节、贫血、体重下降、恶病质等。

10. 出现了胸腔积液是否说明已经到了食管癌晚期？

食管癌的胸腔积液主要有三方面成因：①食管癌外侵引起的癌性胸腔积液，一般为暗红色；②反应性胸腔积液，一般为淡黄色；③营养不良低蛋白所致的胸腔积液。经胸腔穿刺胸腔积液化验可以区别，胸腔积液中发现癌细胞说明为晚期食管癌。

11. 为何食管癌患者查体时要先检查颈部？

锁骨上淋巴结转移是食管癌尤其是中上段食管癌转移的常见部位，也是医生检查时容易触摸到的，是简单易行、判断分期、制定治疗方案的方法。食管癌发生淋巴结转移一般先从病变旁淋巴结开始，继而向上发展，经上纵隔淋巴结达到锁骨上淋巴结，一般锁骨上淋巴结肿大超过 1cm，往往预示转移可能性大，通过穿刺可以确诊。

12. 什么是恶病质？

恶病质是指人体显著消瘦、贫血、精神衰退等全身功能衰竭的恶劣状况。多种疾病都可导致患者出现恶病质，包括恶性肿瘤、艾滋病（AIDS）、严重创伤、严重的败血症等，其中以恶性肿瘤导致的恶病质最为常见，称为肿瘤恶病质。

肿瘤恶病质是机体的代谢发生了紊乱，这种紊乱是多种因素引起的。与饥饿引起的脂肪丢失不同，恶病质患者不仅丢失脂肪，还丢失肌肉组织，且摄食并不能逆转恶病质患者的肌肉消耗。体重下降是恶病质患者最常见症状（体重下降超过 5% 表明正在发展为恶病质，体重下降超过 15% 则确认已经进入恶病质状态），除此之外，还包括食欲减退、疲劳、肌肉消耗、感觉及知觉异常、贫血和水肿等。

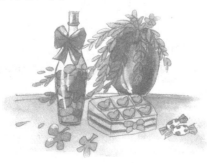

二、诊断篇

13. 为何要空腹抽血？

（1）人在空腹时，机体处在相对的生理**基础代谢**状态，这个时间段抽血检验其测试结果能够准确反映机体真实情况，并且可排除饮食、药物等因素对检测的影响。

（2）多数人在早间运动较少，而经过进食、劳动、运动、工作等诸多相对运动量较多的因素的影响下，可使一些化验指标发生波动，不利于测定结果的相对稳定和准确。人体生物周期的变化，某些项目指标因采血时间不同，变化较大，如**皮质醇**分泌高峰在早晨，下午至晚间则逐渐下降。血液基础检验中的血常规里的项目就是一天当中随着进食、活动等**基础代谢**的变化而波动，因此在同一时间测定的结果具有可比性，如果需要定期监测某个项目比较结果时，建议在相同的时间段进行检测的结果对比，另外与以往所测结果做比较时还要结合病情综合分析。

（3）若早晨验血前进食，尤其是吃了牛奶、豆浆、油炸食品、鸡蛋、糕点等食物后，会引起"**脂肪血**"。由于不少血液生化检查是通过标本颜色的变化来作出判断的，"**脂肪血**"将影响测定的准确性。食用高糖食物两小时内可使血糖迅速升高，不能反映真实的血糖结果。因此在前一天晚间进食后到第2天清晨，空腹时间达10小时以上，身体内各种化学物质已达到相对稳定和平衡，此时抽血可得到相对稳定和准确的结果。因此，做生化相关项目检验时需空腹抽血，但在特殊情况需要时，也可以在清淡饮食后6小时采血化验，不过做血脂检验时，必须在餐后10~

12 小时方可采血。

14. 哪些化验检查需要空腹?

患者到医院做血液化验前,采集静脉血的护士都要询问"吃饭了吗?是空腹吗?"部分医院在抽血室和检验申请单上也有提示:患者抽血前应空腹。

随着医学的发展,临床检验项目不断增加,截止到今年我们国家批准的检验项目就有 1000 多项。各个医院根据临床诊疗的需求不同,开展的检验项目数量和内容也不同,但是基本的检验项目是相同的,包括几大类:血液、生化、免疫等,以下项目需要空腹检测:①临床生化检测项目:肝功能、肾功能、血脂、血糖、离子及血液凝集等;②血常规、尿常规;③临床免疫检测项目:甲状腺功能等。

15. 什么是晨尿?尿常规检查为什么需留取晨尿?

晨尿是指清晨起床后第一次排尿时收集的尿液标本。这种尿液标本较为浓缩,尿液中的血细胞、上皮细胞、病理细胞、管型等有形成分的浓度较高、形态也较为完整,有利于尿液形态学和化学成分分析。

16. 如何留取合格的大便常规检查标本?

(1)留取大便常规检查标本前到医院指定地点领取清洁的一次性防渗漏标本容器。

(2)应留取异常成分的粪便,如含有黏液、脓血等病变成分的标本送检;外观如无异常,需从表面、深处及粪便多处取材

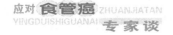
送检。送检标本大小以蚕豆大一块为宜。

（3）灌肠标本或服油类泻剂的粪便标本不宜送检。

（4）应避免混有尿液、消毒剂及污水等杂物。

（5）留取后应立即送检。放置时间过久，可能会导致细胞破裂、阿米巴等一些寄生虫的死亡，难以检出异常成分，从而影响检测结果的准确性。

17. 什么是大便潜血试验？有哪些疾病会出现潜血阳性？

消化道出血量很少时，红细胞被消化分解，肉眼无颜色改变，显微镜下也不能查见红细胞。此时采用化学或免疫学方法检测大便中是否含有血液成分的方法称为大便潜血试验。主要用于检验肉眼不可见的少量出血，阳性结果即表示大便中含有血液。引起大便潜血的疾病主要有消化道黏膜损伤、结核、寄生虫病及恶性肿瘤等。因此，大便潜血检查也就成为了**筛查**消化道恶性肿瘤的重要检查项目之一。

18. 留取大便潜血标本需要做哪些准备？

大便潜血试验化学法是通过检测血红蛋白成分亚铁血红素来判定是否有消化道出血，灵敏度高，1～5ml 的消化道出血即可呈阳性反应。所以患者应在留取大便潜血标本前 3 天禁食动物血、肉类、维生素 C 等，以免在用化学法检查大便潜血时出现**假阳性**结果。而用免疫法进行大便潜血检查时则是直接检测大便中的血红蛋白，故不需要禁食上述食品。但是如果出血部位在上消化道，由于红细胞或血红蛋白会被消化分解，这时采用免疫法进行检测则会出现**假阴性**结果，故需采用化学法进行检测。

19. 什么是肿瘤标志物？

肿瘤标志物是指在恶性肿瘤发生和增殖过程中，由于肿瘤细胞的基因不同表达（高或低表达）而合成、分泌并脱落到体液或组织中的物质，或是由机体对肿瘤反应而异常产生并进入到体液或组织中的物质。这些物质有的不存在于正常人体内，只存在于胚胎中，有的在正常人体内含量很低，当身体内发生肿瘤时其含量逐渐增加超过正常人的水平。总之，能够反映肿瘤存在和生长的这一类物质被称为肿瘤标志物。

20. 目前去医院抽血化验能查几种肿瘤标志物？

到目前为止人类发现的与肿瘤相关的标志物有大约上百种，但是能够常规应用到临床实验室检测的项目只有几十种（见下表）。

临床常用的肿瘤标志物以及临床意义

序号	肿瘤标志物名称	英文缩略语	参考范围	临床意义
1	甲胎蛋白	AFP	0~7ng/ml	是诊断原发性肝细胞癌和生殖细胞癌的标志物。常见 AFP 水平增高的疾病有肝癌、睾丸癌、卵巢癌等；转移性肿瘤也会增高；良性疾病如肝硬化、急慢性肝炎、先天胆道闭锁等也可增高

续　表

序号	肿瘤标志物名称	英文缩略语	参考范围	临床意义
2	糖类抗原125	CA125	0~35U/ml	用于卵巢肿瘤的辅助诊断及肿瘤复发的监测。其他恶性肿瘤如乳腺癌、胰腺癌、肝癌、胃癌、肺癌等也可见增高；子宫内膜异位、盆腔炎等也可见增高
3	糖类抗原153	CA15-3	0~25U/ml	是乳腺癌辅助诊断及复发监测的指标。肺癌、卵巢癌患者也可见不同程度的升高
4	糖类抗原199	CA19-9	0~37U/ml	是结肠癌、胰腺癌的辅助诊断指标。肝胆系统癌、胃癌、食管癌、乳腺癌、淋巴瘤、卵巢癌等也会出现不同程度升高；胰腺炎时也会增高
5	糖类抗原724	CA72-4	0~9.8U/ml	是消化、生殖、呼吸系统等腺癌的主要辅助诊断指标。常用于检测胃、肠道及卵巢上皮的恶性肿瘤
6	糖类抗原242	CA242	0~20U/ml	是结肠癌、胰腺癌的辅助诊断指标
7	癌胚抗原	CEA	0~5ng/ml	结肠癌、胰腺癌、胃癌、肺癌、肝癌、乳腺癌可见增高；一些非肿瘤疾病也可增高
8	细胞角质素片段19	Cyfra21-1	0~3.3ng/ml	是诊断非小细胞肿瘤的指标

序号	肿瘤标志物名称	英文缩略语	参考范围	临床意义
9	铁蛋白	FER	男：30~400ng/ml 女：13~150ng/ml	常用于肝癌患者 AFP 测定值低时的补充检测项目，其他肿瘤（肺、胰腺、胆道、大肠等）患者铁蛋白也可相应增高
10	总前列腺特异性抗原	T-PSA	0~4ng/ml	前列腺癌、前列腺增生、前列腺炎患者血清 T-PSA 都可升高
11	游离前列腺特异性抗原	F-PSA	0~0.93ng/ml	辅助 T-PSA，诊断及鉴别诊断前列腺癌
12	神经元特异性烯醇化酶	NSE	0~18ng/ml	是小细胞肺癌的特异性诊断标志物。对于神经内分泌系统肿瘤、神经细胞瘤、黑色素瘤、甲状腺髓样瘤也有重要诊断价值
13	鳞状上皮细胞癌抗原	SCC	0~1.5ng/ml	是鳞状上皮细胞癌的诊断指标。子宫颈鳞状上皮细胞癌、肺鳞癌、食管癌、膀胱癌患者血清中都可见升高
14	组织多肽特异性抗原	TPS	0~110U/L	多数上皮细胞肿瘤呈阳性，非上皮组织来源的肿瘤呈阴性

21. 疑患某肿瘤时，为何需查多个肿瘤标志物?

　　肿瘤标志物是诊断肿瘤的重要参考依据，除肝癌、绒癌等少数肿瘤外，多数肿瘤缺乏单一特异的肿瘤标志物。当疑患某肿瘤时，医生根据情况，针对性选择多个肿瘤标志物联合检测以提高诊断的准确性。

22. 不同医院检测的肿瘤标志物检验结果有可比性吗?

不同医院肿瘤标志物的检测结果不一定具有可比性,主要是由于:

(1) 不同的检测方法就会导致检验结果存在差异。临床上常用的检测方法有电化学发光、化学发光、放射免疫、酶联免疫吸附试验等,不同医院选用的检测方法并非完全一致。

(2) 同一种检测方法应用不同品牌试剂也可导致检验结果存在差异。

(3) 采用不同型号的检测设备,其检测结果也会略微存在差异。

(4) 采用的试剂批号不同也会导致检验结果存在差异。

目前,卫生部临床检验中心和各省/市临床检验中心已经对常见肿瘤标志物检验项目如 CEA、CA125 和 AFP 等开展室间质量评价工作,确保同一检测方法、同一试剂厂家、同一检测体系的不同医院的检验结果具有较高的可比性。

为了保证检验结果的可比性,建议:①最好选择在同一家医院连续进行肿瘤标志物的检测;②如果不能在同一家医院,尽可能选择相同的检测方法或采用同一厂家的检测系统进行检测;③尽量选择水平高、信誉好的医院。

23. 检查血液能有效查出食管癌吗?

目前,临床上尚无特异性诊断食管癌的试剂盒,也没有特异性诊断食管癌的肿瘤标志物。所以,检查血液尚不能明确是否患食管癌。但如果消化道相关肿瘤标志物升高，如 CEA、CFY21-1 等升高可提示有患食管癌的可能性，应进行相关检查。

24. 诊断食管癌需要做哪些检查？

最好到肿瘤专科医院检查，主要有上消化道造影、胃镜、胸部 CT 等检查，可以帮助确定病变部位、大小、与周围器官关系、病理等；如确诊为食管癌还需全面检查以明确是否有淋巴结或远处转移。

25. 诊断食管癌的主要检查方法各有什么作用？

（1）上消化道造影：是诊断食管及胃部疾病的重要手段之一，属简便易行无创性检查。对中晚期食管癌较为敏感，能确定病变的部位、长度及管腔狭窄程度，还可初步推断病变有无外侵及外侵范围，对早期食管癌有一定的局限性。

（2）CT 检查：CT 扫描可以清晰显示食管与邻近纵隔器官的关系，具有如下作用：可以判断是否侵及周围的组织器官，如气管、主动脉、椎体等；发现是否有淋巴结肿大；判断是否有肝、肺等器官的转移。但 CT 检查对早期食管癌不敏感，难以发现。

（3）胃镜检查：可在直视下确定肿瘤部位、范围、形态等，同时可行活检病理检查，是最可靠的诊断方法。尤其是还能发现食管癌癌前病变，如上皮异型增生、巴雷特食管等。该方法在临床上已广泛应用，操作技术成熟，安全性高，在有些高危人群中已作为普检方法。近年来又开展了超声内镜检查，为食管癌的早期诊断及分期提供可靠依据。

26. 什么叫钡餐检查？在食管癌诊断中有什么意义？

钡餐检查是上消化道造影检查的俗称。用于消化道检查的钡餐是药用硫酸钡，因为它不溶于水和脂质，所以不会被胃肠道黏膜吸收，因此对人基本无毒性。钡餐检查即消化道钡剂造影，是指用硫酸钡作为造影剂，在 X 线照射下显示消化道有无病变的一种检查方法。可以清晰地显示食管黏膜，及时早期发现食管病变。

27. 什么情况下不能进行钡餐检查？

（1）胃肠道急性出血期：当有呕血、便血或黑便时，不宜行钡餐检查，因为有可能加重出血。一般应在出血停止后再进行钡餐检查较为安全。

（2）胃（肠道）穿孔或者怀疑穿孔患者：当腹痛明显，腹部触压有明显的压痛和反跳痛以及肌紧张时，多提示胃或肠道穿孔，如透视时发现膈下有游离气体，即可证实为穿孔存在。此时禁止行钡餐检查，以防止钡剂从穿孔处漏入腹腔内。

（3）完全性幽门梗阻患者：此时胃内大量食物及液体难以排入十二指肠，如行钡餐造影会加重胃潴留。

（4）肠梗阻患者：各种原因所致肠梗阻时（如肠道肿瘤）禁止做钡餐造影，因为钡餐造影不仅加重梗阻，而且钡剂难以排出，会引起梗阻部位以上胃肠道扩张。一般肠梗阻多可通过透视发现肠胀气明显、上段扩张以及有较多液平面而确诊。

（5）急性腹膜炎患者。

（6）伴有重度腹腔积液、全身状态极差、心肺功能衰竭的患者。

28. 为什么胃镜下确诊了食管癌，还要行 CT 等检查？

胃镜是确诊食管癌的必要手段，但胃镜只能确定病变位置、长度、梗阻程度，但无法判定管腔外的情况，如病变与周围器官的关系、是否有淋巴结转移及远处转移等情况。所以尚需 B 超、CT、超声内镜、磁共振检查、骨扫描等检查以明确分期，确定治疗方案。

29. 在食管癌的诊断中还使用拉网检查方法吗？

食管拉网是 20 世纪七八十年代常用的食管癌普查和诊断的重要方法，敏感性及特异性明显低于胃镜检查，目前已基本弃用。内镜加碘染色已经取代食管拉网而成为当前普查和诊断食管癌的最佳方法。

30. CT 检查在对食管癌的诊断中有何临床意义？

CT 检查对早期食管癌的诊断作用有限。对中晚期可获得三方面资料：①明确食管癌病变和周围器官的关系，如气管、心脏、主动脉、椎体、肺、膈肌等是否受压、粘连或侵犯；②明确淋巴结转移情况，CT 能够较准确地判断纵隔、颈部、锁骨上、胃左动脉旁、腹膜后等处的淋巴结转移；③明确是否有远处转移，尤其是脑、肝、脾、肺等处的转移灶。

31. 磁共振检查在对食管癌的诊断中有何临床意义？

磁共振（MRI）检查和 CT 相比，在判断和周围器官的关系、淋巴结肿大等方面无明显优势，且费用较高，一般不作为常规检查。但对怀疑有脑、肝、骨骼转移者，MRI 的敏感性较 CT 高。

32. 做 CT、MRI 检查时为什么要做增强扫描？

CT、MRI 检查分为平扫和增强两种方法。增强扫描就是把药从静脉（一般为肘前静脉）注入血管内同时进行 CT、MRI 扫描，可以发现平扫（没有向血管内注药扫描）未发现的病灶，主要用于鉴别病变为血管性或非血管性，明确纵隔病变与心脏大血管的关系，了解病变的血供情况以帮助鉴别良、恶性病变等。增加病灶的信息量，以便于对病灶定性分析甚至明确诊断。食管癌的增强扫描有助于更加准确判断病变和血管的关系、淋巴结转移情况等，对判断手术的切除性有较大帮助。

33. PET-CT 检查对诊断食管癌有作用吗？

由于价格昂贵，PET-CT 检查在食管癌的诊断中不作为常规检查项目，但它对于明确临床分期有重要参考价值，因其在发现远处转移方面优势明显。

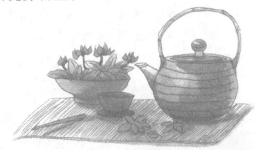

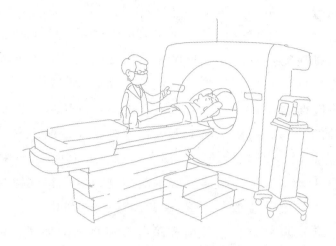

34. 已经做过影像学检查诊断了，还需要做活检吗？

经影像学检查诊断的食管癌患者需要做**活检**。病理学诊断是最终诊断，它可以明确病理类型，判断恶性程度，是制定治疗方案的基础。如食管小细胞癌以化疗为主，食管鳞癌以手术、放疗为主。

35. 哪些食管疾病患者需要做胃镜检查？注意事项是什么？

随着内镜技术的不断发展，特别是电子胃镜的出现，以它的高清晰度、高分辨率以及良好的操作性，为肿瘤的诊断提供了直接、快捷、准确、高效的技术支持，而成为上消化道肿瘤诊断的首选检查方法。目前临床上，诊断食管癌的主要方法是胃镜+**活检方法**。

胃镜检查的适应证：①具有食管癌可疑症状者；②经上消化

道造影检查发现异常，需进一步明确病变性质者；③食管癌手术、放射治疗、化疗后观察疗效和追踪**随访**者；④治疗后又出现症状需要排除复发者；⑤食管癌癌前病变的追踪观察，如中重度异型增生、反流性食管炎等；⑥食管癌高危地区普查。

胃镜检查注意事项：为了确保胃镜检查的质量，应该提前做好检查前的准备。在检查前1天进食少纤维、低脂、易消化的食物；检查前12小时开始禁食、禁水；进食时有明显梗阻的患者，要求禁食3天，给予静脉输液或术前清洗食管，待残留食物排空后方能检查。做过食管钡餐的患者，等待钡剂排空后（一般要求3天以后）再检查。检查前和医生交流自己的症状，检查时放松腰带，解开领扣，取出假牙，左侧卧位，咬好口垫，精神放松，主动配合医生检查。

36. 什么叫 TNM 分期?

T 是指原发肿瘤，N 是指是否伴有区域淋巴结转移，M 是指是否有远处转移。国际抗癌联盟和美国癌症联合委员会都建议可以根据肿瘤在三个方面的评价结果对恶性肿瘤进行分期。该分期包括影像学检查评价结果判定的临床分期（cTNM）和依据手术后病理检查结果评定的病理分期（pTNM）。该分期系统包括 cTNM 和 pTNM。每隔 6~8 年对其分期标准进行一次修订。由美国癌症联合会（AJCC）制定的恶性肿瘤 TNM 分期系统是目前世界上运用最广泛的肿瘤分期标准，其目的在于了解疾病所处的病程、根据病程制定治疗计划、判断患者的**预后**、疗效，也是不同单位之间比较、交换信息的基础。其中，根据手术切除标本确定的 pTNM 是肿瘤分期的"金标准"。而 cTNM 是在治疗前通过有创或无创的方法获取的所有的临床信息进行的分期。对食管癌的术前分期主要是确定病变范围、有无远处器官转移、淋巴结受累及周围组织局部侵犯，准确的术前分期将有助于选择合理的治疗方案。

37. 什么叫临床分期？

临床分期是指通过各种临床检查、影像学检查和核素检查，评估原发肿瘤的范围以及是否有局部和远处转移，从而对患者的肿瘤作出的分期。临床分期是制定治疗方案的基础，只有准确进行临床分期，才能制定出适当的治疗方案。决定治疗方案时医生们会根据患者的具体病情考虑是先手术还是先选择其他治疗，如果首选手术治疗方案，还需考虑选择什么样的手术更适合于患者。医生们也可以根据临床分期，大致判定患者的治疗效果。

38. 什么是病理分期？

病理分期是通过手术切下来的肿瘤标本进行病理组织学检查，证实肿瘤的侵袭范围，并结合术前影像学检查作出的分期。病理分期是对临床分期的进一步确认，如果临床分期与病理分期有差异，则以病理分期为准。病理分期确定了肿瘤的侵袭范围，是制定术后治疗方案的基础。如果病理检查发现肿瘤侵及淋巴结、邻近器官等，提示手术后容易出现局部复发或远处转移，因此，医生们一般会考虑手术后加用化疗、放疗等。当然，也可以根据病理分期的结果，大致推断治愈率的高低，医生同时根据病理分期建议患者治疗后需要采取的**随访**方案等，病理分期的标准与临床分期标准是一样的。

39. 食管癌是如何分期的？分期中 TNMG 各代表什么意思？

TNM 分期标准，包含了三个关键指标：T 指原发肿瘤的大小，N 指区域淋巴结的受累情况，M 指远处转移的情况。而从 2010 年 1 月起实行的新版 TNM 分期标准又增加了癌细胞分化程度（G）和癌细胞组织类型（H）两个分期因素，现介绍如下：

原发肿瘤（T）定义：

Tx：原发肿瘤不能确定；

T_0：无原发肿瘤证据；

Tis：重度不典型增生；

T_1：肿瘤侵袭黏膜固有层、黏膜肌层或黏膜下层；

T_{1a}：肿瘤侵袭黏膜固有层或黏膜肌层；

T_{1b}：肿瘤侵袭黏膜下层；

T_2：肿瘤侵袭食管肌层；

T_3：肿瘤侵袭食管纤维膜；

T_4：肿瘤侵袭食管周围结构；

T_{4a}：肿瘤侵袭胸膜、心包或膈肌（可手术切除）；

T_{4b}：肿瘤侵袭其他邻近结构如主动脉、椎体、气管等（不能手术切除）。

区域淋巴结转移（N）定义：

Nx：区域淋巴结转移不能确定；

N_0：无区域淋巴结转移；

N_1：1~2 枚区域淋巴结转移；

N_2：3~6 枚区域淋巴结转移；

N_3：≥7 枚区域淋巴结转移。

注：必须将转移淋巴结数目与清扫淋巴结总数一并记录。

远处转移（M）定义：

M_0：无远处转移；

M_1：有远处转移。

肿瘤分化程度（G）定义：

Gx：分化程度不能确定——按 G_1 分期；

G_1：高分化癌；

G_2：中分化癌；

G_3：低分化癌；

G_4：未分化癌——按 G_3 分期。

肿瘤细胞类型（H）定义：

H_1：鳞状细胞癌；

H_2：腺癌。

40. 为什么要对食管癌患者进行分期?

患者在确诊为食管癌之后，治疗需要对患者进行分期，确认肿瘤有无侵袭附近的正常组织或转移到其他的器官。美国癌症联合会（AJCC）将食管癌共分为四期：

第一期：食管癌局限于食管壁的最表层，没有深入侵袭食管壁的肌肉层，也没有侵入淋巴系统。

第二期：食管癌侵入但没有穿透食管壁较深肌肉层，伴有附近的淋巴结侵袭；或者癌症侵袭并穿透食管壁较深肌肉层，但没有淋巴结侵袭。身体其他部位也没有癌症转移。

第三期：食管癌穿透食管壁较深肌肉层并伴有淋巴结侵袭；或者癌症已经侵袭附近的其他正常组织。

第四期：食管癌已经转移到身体的其他器官。癌症有可能转移到身体的任何一个器官，但较常见的器官包括肺、脑以及肝脏。食管癌的分期与生存率密切相关。

41. 术前检查发现食管癌没有扩散，实际情况是否如此？

术前检查没有发现扩散的食管癌患者大部分与实际情况相符合，属于较早期，治疗效果较好。但由于目前医疗技术的限制，极其微小的病灶，通过现有的检查手段不足以发现，这也是困惑医务人员的难题之一。所以有些患者手术后短期内发现转移，其实是术前即存在的微小转移灶难以发现，而并非手术等治疗导致的肿瘤扩散。许多患者或家属正是因为担心手术引起肿瘤扩散而不愿采纳，其实这是对手术治疗的误解。

42. 食管癌患者检查时间较长，会延误治疗吗？

食管癌属于慢性病范畴，一旦确诊，不必过分着急，仓促治疗容易造成治疗方法不合理，因此一定要进行全面细致的检查。需要检查的项目较多，如造影、B超、CT、胃镜、血液化验等，完成各项检查一般需1～2周的时间。肿瘤细胞生长有一定的生物周期，一般不会短期内迅速生长或远处扩散，1～2周时间影响有限，一般不会导致贻误病情，影响治疗效果。

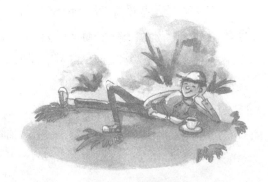

三、治疗方法篇

43. 什么叫综合治疗？

综合治疗的概念是根据患者的具体情况，如身体情况、病理类型、侵袭范围（病理分期）和发展趋势，有合理地、有计划地应用现有的治疗手段的最佳组合，以期较大幅度地提高治愈率、延长生存期、提高患者生活质量。肿瘤的综合治疗并不是简单的将手术、化疗、放疗、生物治疗和中医药治疗等几种治疗方法进行组合，而是一个系统的治疗过程，是一个有计划、有步骤的因人而异个体化治疗的综合，需要手术、放疗和化疗等多学科有效地协作才能顺利完成。综合治疗方案不是一个机械不变的模式，在具体诊治过程中，会随着诊断的逐步完善和疗效的差异等予以适当调整。

44. 治疗食管癌有哪些方法？

治疗食管癌的方法很多，包括手术、放疗、化疗、内镜治疗、中医中药、射频、激光、粒子植入、支架置入等，其中最主要的是手术、放疗及化疗。临床常常联合应用这三种治疗方法中的两种或三种，科学组合，称之为综合治疗。食管癌采用何种治疗方法治疗，主要取决于患者的临床分期和病理类型。我国95%以上的患者病理类型为鳞癌，下述方法主要针对该病理类型。一般来讲，Ⅰ期患者可通过单一手术治疗；Ⅱ、Ⅲ期患者需

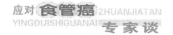

实施以外科为主的综合治疗，可以在手术前或术后根据患者情况给予放化疗；Ⅳ期患者应采取以化疗为主的综合治疗或支持治疗。

（一）外科治疗

45. 什么是择期手术、限期手术和急诊手术？

外科手术根据疾病的危急程度分为择期手术、限期手术和急诊手术。急诊手术是指需要在最短的时间内必须进行的紧急手术，否则会危及患者的生命，如肝、脾破裂导致出血的手术；限期手术是指需要在一定期限内实施的手术，即外科手术时间不宜过久延迟，手术前也有一定的准备时间，否则会影响其治疗效果或失去治疗的有利时机的一类手术，如各种恶性肿瘤的根治性手术；择期手术是指可以选择适当的时机实施的手术，手术时机的把握不影响治疗效果，容许术前充分准备或观察，再选择最有利的时机施行手术，如对良性病变进行的手术、整形类手术等。

46. 什么叫根治性手术？什么叫姑息性手术？

根治性手术是指以力求达到根除疾病为目的命名的外科手术，属于局部治疗手段，对不同恶性肿瘤实施根治性手术切除的范围都有具体规定，是恶性肿瘤外科治疗的标准术式之一。对于绝大多数早期恶性肿瘤患者通过根治性手术可以达到根治的目的。但需注意的是，根治性手术并非都能达到根除肿瘤的目的，此外，某些早期癌症并不需要切除如此大的范围也能达到根治的效果，并能保留器官的功能。因此，患者及家属应该听取医生们的建议，决定是否实施根治性手术或保留器官功能的手术。

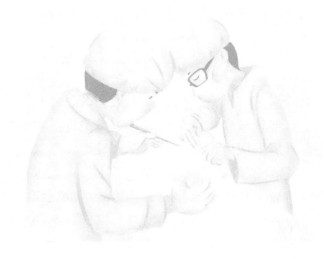

姑息性手术是指以减轻患者痛苦、提高生活质量，延长生存期、减轻体内肿瘤负荷为目的切除原发病灶或转移性病灶的手术，这类手术不能将肿瘤彻底切除。

47. 手术前患者为什么要做全面检查？

外科手术是一项有创伤性的诊疗手段，并伴有不同程度的风险。因此，在手术前进行全面的检查是了解患者身体状况、疾病情况、手术耐受能力和手术风险的必需步骤。一般包括常规检查和专科检查。常规检查主要包括：血常规、尿常规、大便常规及血型、出凝血功能、生化全项、乙肝等病毒指标及心电图、胸部正、侧位 X 线片、超声检查等。专科检查则要根据病变情况进一步行造影、CT、MRI、腔镜、肿瘤标志物、细胞学和（或）病理活检等，目的是明确诊断，制定手术方案，保障手术安全。

48. 是不是所有的食管癌都需要手术治疗？

食管癌目前仍然是较难治愈的疾病，外科手术是目前治疗食管癌的主要方法，大部分患者需要以外科为主的综合治疗，治疗效果最佳。但前提是所患食管癌部位、病期及身体状况等适合手术，并不是所有的食管癌患者都要首选手术治疗，如有些非常早期的食管癌在胃镜下即可治疗，不仅创伤轻微，而且疗效与外科手术相当；有些病变较晚，不适合直接手术，可先进行术前放化疗，等病变好转后再行手术治疗；有些患者，放化疗效果非常显著，今后只需维持治疗或定期复查即可。因此不是所有的食管癌都需要手术治疗。

49. 什么样的食管癌患者不适合手术治疗？

手术是治疗食管癌的主要手段，但并非所有的食管癌患者都适合手术治疗。具体来说，具有以下情况的患者就不适合手术治疗：①病变太晚，已经无法完整切除肿瘤，如肿瘤已经侵袭邻近重要器官包括心脏、大血管、气管等的患者，或已经发生远处转移，如肝转移、肺转移或骨转移等的患者；②身体情况太差，不能耐受手术的患者，如合并严重的心脏病、低肺功能、严重肝肾功能不全等；③病理类型不适合手术治疗的患者，例如食管小细胞癌以化疗为主；④部分高位食管癌切除有困难，手术需全喉切除，严重影响患者生活质量，此类患者可选择同步化放疗治疗也能取得较好治疗效果。

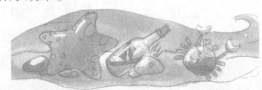

50. 为什么食管癌患者出现转移就不能做手术了？

这里说的转移应当是指远处转移，即发生诸如肝转移、肺转移、脑转移等血行转移，由于病变已经全身扩散，而手术只能解决局部问题，既不能延长生存期，也不能提高生活质量，因此出现远处转移后就不再适合手术治疗。如果强行手术治疗，会适得其反。有极少部分患者出现穿孔、梗阻、出血等紧急情况采取保守治疗无效时，可实施挽救性手术治疗。

51. 术前需要履行哪些知情同意手续？什么人有资格签署手术知情同意书？

患者知情同意即是患者对病情、诊断和治疗（例如手术）方案、治疗的益处及可能带来的风险、费用开支、临床试验等真实情况有了解与被告知的权利，患者在知情的情况下有选择接受与拒绝的权利。按卫生部要求应由患者本人签署知情同意书。当患者不具备完全民事行为能力时，才会由其法定代理人签字；患者因病无法签字时，也可以由其授权的人员签字。患者的知情同意选择权是每一个患者都具有的权利，知情同意书可以作为医疗机构履行说明告知义务的证据，也是患者及家属行使知情权的证据。让患者及其亲属能客观认识诊疗目的、效果、可能产生的并发症及意外等情况，充分享有知情权。

在患者接受诊治的过程中，需要患者履行的知情同意手续包括以下几个方面：

（1）术前、术中知情手续：所有手术前主管医生会与患者进行术前谈话，并签署手术知情同意书，其内容包括术前诊断、手术指征、手术方式、可选择的诊疗方法及优缺点、术中和术后的危险性、可能的并发症及防范措施。术中置入身体的内置物（如吻合器、固定器等），术前谈话中会记录选择的类型；术中病情变化或手术方式改变需及时告知患者家属，并由被委托人在告知单上签名。手术的不确定因素较多，手术引起患者新的疾病甚至死亡的风险与疾病的治疗效果相伴相随。有时候手术可能达不到根治疾病的目的，达不到患者希望的理想状态，甚至使患者失去生命。手术风险具有不确定性、不可预测性等特征。

（2）如果在治疗中进行临床试验、药品试验、医疗器械试验及其他特殊检查、特殊治疗，主管医生将在治疗前向患者及家属告知相关情况，征求意见，由患者及家属签署同意检查、治疗的知情同意书。

（3）创伤性诊疗知情手续：对患者进行任何创伤性诊疗均需进行谈话告知并签署同意书；内容包括当前的主要病情、采取创伤性诊疗的目的及必要性、医疗风险、其他可选择的诊疗方法及优缺点、可能的并发症、注意事项及防范措施。

（4）麻醉知情制度：在进行麻醉操作前，麻醉医生会告知患者相关情况并由患者或被委托人签署同意书；告知内容包括术前诊断、麻醉名称及方式、麻醉风险、防范措施。

（5）输血知情制度：输血前主管医生会向患者告知相关情况并由患者或被委托人签署同意书；告知内容包括输血的目的、必要性、种类、数量、可能发生的风险、并发症及防范措施。

52. 为什么要签署知情同意书？

签署知情同意书是国家法律法规的要求，国务院颁布实施的《医疗机构管理条例》第33条规定："医疗机构施行手术、特殊检查或者特殊治疗时，必须征得患者同意，并应当取得其家属或者本人同意并签字；无法取得患者意见时，应当取得家属或者关系人同意并签字。"《执业医师法》第26条规定：医生进行实验性临床医疗，应当经医院批准并征得患者本人或者其家属同意。

人的生命健康权是受法律严格保护的，个人身体所蕴含的生命和健康，只有自己有处置权，其他任何人无权处置。手术是有风险性的医疗行为，医生有手术技能，但又无权擅自处置患者身体，患者出于治疗疾病的目的，须授权医生为自己实施手术。手术知情同意书的签名正是患者对其身体支配权的外部表现形式。

53. 手术知情同意书中写了那么多并发症，是否都会发生？

并发症是指患者发生了现代医学科学技术能够预见但却不能避免和防范的不良后果，一般分为两种情况：一种是指一种疾病在发展过程中引起另一种疾病或症状，如消化道肿瘤可能引发肠梗阻、肠穿孔或大出血等并发症。另一种是指在临床诊疗和护理过程中，患者因治疗一种疾病而合并发生了与诊疗这种疾病有关的另一种或几种疾病或症状。外科手术并发症是影响手术效果极为重要的因素，也常常是损害患者健康甚至死亡的重要原因。手术知情同意书中写的并发症均是基于手术对组织器官损坏可能带来的病症，术中、术后是否发生并发症受多种因素影响，每位患者的自身状况、疾病情况、医疗单位及医生的技术水平等许多因素都是影响并发症的因素，并发症的发生机率也受多种因素影响，比如高龄患者手术并发症发生的机率就大于年轻患者。并不是手术知情同意书中写的并发症都会发生，医护人员也在尽力降低并发症的发生率。

54. 手术前医患双方谈话时需要了解哪些内容？

手术前的患者和家属最重要的是要解除思想顾虑，做好心理和生理各个方面的准备。患者及家属可以向主管医生或主刀医生咨询手术目的、麻醉方式、手术方式以及术中、术后可能出现的各种风险或不适等情况。同时配合医务人员的指导作好术前准备，术前因其他疾病服用药物的情况也应向医生说明，以明确是否需要停药。

食管癌患者或家属在与医生谈话时，重点了解以下情况：①诊断是否明确；②病变的发展程度（病期）；③患者合并哪些疾病及对手术的影响；④是否适合手术治疗；⑤具体手术方案；⑥术中、术后可能出现的手术意外或并发症及预防措施；⑦其他：如是否需要输血，是否需要安置止痛泵等。通过了解上述情况，患者和家属可达到充分认识病情和手术风险，调整心态，平静面对诊疗过程。

55. 为什么食管癌患者手术前要喝泻药？

主要是进行**肠道准备**。患者在全麻状态下容易出现大小便失禁，如果不尽量清除肠内容物（大便），容易导致大便污染手术环境，增加感染的机率；服泻药后可以使肠道内容物尽可能减少，在减少感染的同时，能使术后肠道功能及时恢复，有效防止肠梗阻的发生。

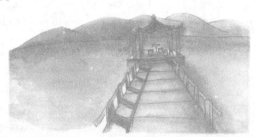

56. 为什么食管癌患者手术前需要进行呼吸道准备？

手术后患者因为伤口疼痛而不敢深呼吸、咳嗽和排痰，导致呼吸道分泌物在气道内积聚，降低了肺的通气量，加重气道阻塞，造成肺不张，呼吸道易感染致肺炎，所以，食管癌手术前患者需要进行呼吸道准备。吸烟的患者应该在手术前 1~2 周停止吸烟，以减少上呼吸道的分泌物。练习正确咳痰，方法是：腹式呼吸（用鼻深吸气，尽力鼓起腹部，屏气 1~2 秒后，嘴唇微缩成吹蜡烛状缓慢呼气，呼气时腹部自然回缩）数次→深吸气→憋住气→放开声门，收缩腹肌，使气体快速冲出将痰咳出。有呼吸道炎症者，术前应用抗生素、雾化吸入等治疗，待感染控制后才可以接受手术。

57. 月经期患者能接受手术吗？

除非是急诊手术，对月经期患者不宜实施择期或限期手术。因为月经期患者脱落的子宫内膜含有较多纤溶酶原激活物，导致血液中纤维蛋白溶解系统活动增强，容易导致出血量增多，增加了手术危险性。此外，月经期患者抵抗力减低，增加了感染的风险；多数患者手术后需要卧床和留置导尿管，也增加了护理的难度。

58. 患者在被接入手术室前应做好哪些准备？

准备接受手术治疗的患者除按医嘱做好备皮、禁食、禁水等准备外，在被接入手术室前还需注意做好以下事项：①告知医护人员是否有以下情况：月经来潮、体内有金属植入物、起搏器、对某种药物或消毒液过敏等；②将义齿摘下交给家属保管，以免术中脱落造成意外；③将手表、首饰、发卡等摘下，以防止造成意外伤害；④勿将钱及贵重物品带入手术室，以防遗失；⑤不要涂口红和指甲油，以免影响医护人员观察病情，若纹过唇，须告知医护人员；⑥患者在被接入手术室前请排空大、小便；⑦身穿住院患者服（不穿任何自己衣物）入手术室。

59. 食管癌患者手术前为什么要下胃管？

食管癌手术前护士会给患者自鼻腔插入胃管有以下作用：①防止麻醉过程中胃内容物反流导致**误吸**；②减轻胃的扩张，便于手术操作；③便于术中游离胃，防止损伤胃壁；④作为放置十二指肠营养管的引导；⑤术后胃肠减压将胃内容物及时吸出，以利于吻合口及胃创面的愈合；⑥术后观察吻合口及胃断面有无出血；⑦术后出现吻合口漏等并发症时，减少胃液对漏口的腐蚀，利于早日愈合。

60. 手术前为什么需要患者做好心理上的准备？

手术前有些患者会产生焦虑、紧张、恐惧、不安及抑郁等情绪，可影响患者的睡眠、食欲等，可导致患者健康状况下降，免疫功能减退，致使机体对病毒、细菌等的抵抗力降低，还可导致患者心率加快、血压升高等问题，将会增加手术的风险及术后发生并发症的机率。因此，积极的情绪和良好的心理准备是保证手术顺利进行的首要条件。

61. 手术前患者特别紧张怎么办？

任何人接受手术治疗时都会紧张，这是正常的反应。消除患者的紧张心理是麻醉医生术前访视要做的一件事，访视时麻醉医生应向患者解释手术前、后的程序，患者也应放松心情，有疑问可向医生咨询消除疑虑。患者家属应该配合医生做一些安慰工作，尽量减轻患者的紧张情绪。如果患者晚上不能入睡可告诉值班医生，值班医生可以给患者服用一些安眠药物帮助睡眠。手术前充足的休息，保持良好的体力对手术和术后恢复很重要。

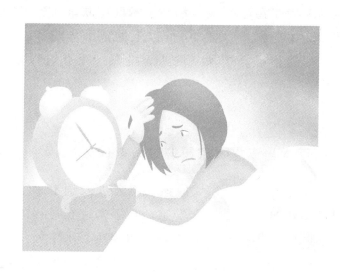

62. 食管癌患者合并其他疾病术前如何调整用药？

食管癌患者常常会合并冠心病、高血压、糖尿病等慢性疾病，平时需服用药物治疗。有些防止血栓的药物，例如阿司匹林或波利维，应手术前停药至少1周，以免引起术中、术后出血，一般术后3~5天即可恢复用药；降压药不必停服，甚至手术当日清晨尚可用一小口水服药，术后改为鼻饲给药。这样可以保障术前、术中及术后血压平稳，减少心血管并发症；糖尿病患者口服降糖药应在医生指导下改用胰岛素。

63. 手术前一天为什么要为患者做手术区域皮肤准备？

皮肤是机体的天然防御线，手术会破坏此防御线而增加感染的机率。手术前进行皮肤准备的目的就是预防手术后切口感染。皮肤准备通常在手术前一天进行，皮肤准备的内容包括除去患者手术区域的毛发、污垢及微生物。手术区皮肤准备的范围一般应包括以切口为中心、半径在 20cm 以上的范围。此外，手术前一天患者还应修剪指甲、剃须、洗头、洗澡。小儿可以不剃体毛，只作清洗。

64. 手术当天患者家属应该做点什么？

手术当天患者的直系亲属应该在患者进入到手术室前到达病房陪伴患者，这对患者是一个安慰。在手术进行过程中，家属需在手术等候区耐心等待，不要离开，因为在手术中如果发现一些特殊情况，医生需要及时找家属商谈，并请家属做出决策。手术结束后，患者回到病房，在向手术医生和麻醉医生了解病情后，家属就可以按照医院要求留人陪护或由院方监护。

65. 麻醉是不是很简单？麻醉医生都做些什么工作？

经常有患者及家属问医生这样的问题"谁给我们打麻药？"。许多患者认为麻醉只是"打一针，睡一觉"这么简单。麻醉是一项很复杂的过程，麻醉医生的工作贯穿患者的手术前、手术中以及手术后。从患者准备手术的当天，就和麻醉医生结下了不解之缘。手术前一天，麻醉医生会到病房进行术前访视，了解患者的病情，清楚患者术前用药情况（如告知您哪些药物应该继续服用至手术当天，哪些药物应该停用），对患者的全身情况进行系统的麻醉风险评估，尽可能将机体调整到最好的状态再行麻醉，告知患者麻醉可能存在的风险及并发症，以及围术期一些必要的操作。

从患者进入手术室的那刻起，麻醉医生就时刻伴随在身边。麻醉医生会跟外科医生、手术室护士一起核对手术信息，对患者进行全方位的监测（如血压、脉搏、体温、血氧饱和度、呼气末二氧化碳分压、肌肉松弛程度、平均动脉压、中心静脉压等），视病情的需要及手术的方式实施麻醉。手术中，麻醉医生要根据监护仪上的各种数据维持患者**生命体征**平稳，对手术中出现的各种异常情况正确判断并及时处理，保证患者术中生命安全。所以通常有这样的说法：外科医生治病，麻醉医生保命。

手术结束后，麻醉医生会让患者恢复意识、清醒、**生命体征**稳定地返回病房，同时会根据不同的情况给患者进行术后镇痛。

此外，各科室危重病患者实施的急救气管插管、无痛内镜检查、有创伤性诊断检查进行监护与麻醉，治疗癌痛也是麻醉医生工作的一部分。

66. 主要的麻醉方法有哪些？

主要的麻醉方法有三种：全身麻醉（简称全麻）、局部麻醉（简称局麻）和椎管内麻醉。每一种麻醉还有许多不同的形式和操作方法，麻醉医生会根据手术方式和患者自身状况选择最佳的麻醉方法。

67. 什么是全身麻醉？

麻醉医生可以通过呼吸面罩或气管导管给患者吸入全身麻醉药，也可以通过静脉途径给患者注射麻醉药。麻醉药物产生中枢神经系统抑制，大脑不能从神经系统那里接受任何的疼痛信号，患者表现为暂时神志消失、全身痛觉丧失、遗忘、反射抑制和骨骼肌松弛。麻醉药物对中枢神经系统抑制的程度与体内药物浓度有关，并且可以控制和调节。全身麻醉期间，麻醉医生会使用各种设备严密监测患者的**生命体征**和各重要器官的功能，适当调整麻醉深度。这种抑制是完全可逆的，手术结束后停止使用麻醉药物，体内残存的麻醉药物可以被代谢分解或从体内排出，患者的神志及各种反射会逐渐恢复。

68. 全身麻醉对大脑会不会有损伤？

常有患者问麻醉医生"全身麻醉会不会损伤大脑影响智力或记忆力？"回答是不会的。目前临床使用的所有全身麻醉药作用都是短暂的、一过性的，即停止使用后经过短时间的代谢分解，排出体外，其麻醉作用也会完全消失，更不会遗留中枢神经系统的任何伤害和不良反应。因此，不必担心全身麻醉会损伤患者的大脑。

69. 什么是气管插管？会不会不舒服？

全身麻醉后患者的自主呼吸消失，为确保患者呼吸道通畅，需要在患者的气管内置入 1 根气管导管与麻醉机相接来控制呼吸。气管导管通常从患者的口腔或鼻腔插入气管内，插管前麻醉医生会从静脉注射一些药物使患者意识消失、呼吸停止、肌肉松弛（临床上称为麻醉诱导），然后才做气管插管，所以患者对整个插管过程没有感觉，也不会感到难受。

70. 麻醉有什么风险吗？

麻醉的风险性不仅与外科手术大小、种类、麻醉方法有关，而且还与患者术前的身体状况及内、外科疾病有关。实施麻醉后会影响患者生理状态的稳定性、手术创伤和失血可使患者生理功能处于**应激状态**、外科疾病以及并存的内科疾病会引起不同程度的病理生理改变，这些都能增加麻醉的风险。因此，"只有小手术，没有小麻醉"。麻醉医生的工作就是使这些风险降到最低，手术前会完善一些必要的检查和准备，将患者的身体调整到最佳状态，手术过程中会利用先进的仪器随时监测患者的**生命体征**，以保证麻醉安全。如发现由于手术、麻醉或是患者原有的疾病产生威胁患者生命的问题时，会及时采取各种措施，维持患者生命功能的稳定。

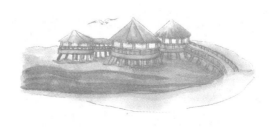

71. 为什么麻醉医生术前要访视患者?

为减少麻醉手术后并发症,增加手术安全性,麻醉医生需要在手术麻醉前对患者的全身情况和重要器官生理功能作出充分的评估,评定患者接受麻醉和手术的耐受力,并采取相应的防治措施,选择适当的麻醉药物及方法,这都需要手术前对患者进行访视。麻醉医生在手术前需要了解的情况包括:①病史:患者是否有心脏病、高血压、糖尿病、气管炎、哮喘、青光眼等疾病;②过敏史:患者是否对药物(尤其是麻醉药)和食物过敏,**过敏反应**是否很严重;③手术及麻醉史:患者是否接受过手术和麻醉,有无不良反应等;④生活习惯:患者是否吸烟,每天吸几支烟,是否经常喝酒,睡眠好不好等。麻醉医生根据患者的不同情况制定相应的麻醉方案,同时向患者及家属解释有关的麻醉注意事项,回答患者提出的问题。签署麻醉知情同意书和决定术后镇痛方式也是在手术前访视时完成。总之,有效的手术前访视可以让麻醉医生对将要进行的麻醉做到心中有数,是患者麻醉安全的重要保证。

72. 麻醉医生为什么要了解患者的吸烟史和饮酒量?

香烟和酒精对机体的影响很大,有时甚至超过服用药物的作用。由于烟、酒对人体的心、肺、脑、肝等器官会产生不同的影响,所以吸烟、饮酒可改变术中药物的作用。酒精依赖症患者的中枢神经系统对吸入麻醉药和静脉诱导药有较高耐受性。由此可见,让麻醉医生了解患者吸烟、饮酒的情况是十分重要的。有些患者会有所保留地告诉医生自己吸烟及饮酒的数量,要知道麻醉医生只有充分了解患者的身体状况才能为患者提供安全的麻醉方法，所以要对医生讲实情。

73. 食管癌手术前为什么要戒烟，戒烟多长时间再手术？

由于食管癌需要开胸进行手术，对心肺功能和呼吸系统的影响较大。吸烟的患者常合并慢支、肺气肿等疾病，导致肺功能低下。吸烟患者术后痰液较不吸烟者明显增多，容易造成呼吸道阻塞，引起肺部感染、肺不张等呼吸道并发症，使手术风险明显加大。因此，食管癌患者一旦确诊，应立即戒烟，具体戒烟时间尚无明确规定。

戒烟早期，有些患者咳痰量会增加，还有些患者出现新的气道反应性疾病或原有症状加重。戒烟早期还可能出现与尼古丁戒断相关的激动和焦虑症状（也就是烟瘾发作）。停止吸烟2天（至少12小时），吸烟产生的有害物质和尼古丁水平降至正常，机体由于吸烟导致的缺氧状态会有所改善。但研究表明，只有戒烟6~8周以上，手术后呼吸系统并发症才显著降低。但癌症手术基本上都是择期手术或限期手术，往往不能等这么久才实施手术，至少在手术前戒烟2天还是应该能做到的，当然，彻底戒掉更好。

74. 手术前为什么需禁食禁水？

绝大部分的手术都会要求患者术前禁食水，保持胃肠道的排空状态。这是因为手术麻醉诱导时患者肌肉处于松弛状态，这时胃里如果有食物和水，可能会反流到口腔、咽部或反流到气管和肺里引起**误吸**，威胁患者的生命安全，手术后肺炎的发生率也会提高。为了患者的安全，严格执行手术前禁食、禁水的时间和服药是相当重要的。

近年来术前禁食12小时的传统观念已经改变，因为这种方式不能确保胃部排空，还可能造成患者不必要的脱水和**应激状态**。目前，成人患者无**误吸**危险因素的指标为：禁食固体食物至少8小时；术前2小时禁饮；麻醉前1~2小时口服术前药。对特殊患者，例如有活动性反流或做胃肠道手术的患者，更严格的限制是必要的。

75. 食管癌患者选择哪种麻醉方式较理想？

食管癌手术可以采用多种麻醉方法，麻醉医生在了解、分析手术要求和患者具体情况之后，将会选择一种合适的麻醉方法，告知患者并做必要的解释。如患者对某种麻醉有自己的看法，可以对医生提出，医生会考虑患者的意见并结合麻醉原则要求制定出安全、有效、舒适的麻醉计划。食管癌手术需要选择全身麻醉，并且需要双腔气管插管以方便术中操作，如果加用硬膜外麻醉，可以减少静脉和吸入的药量，尤其术后镇痛效果最佳。

76. 为什么要签署麻醉知情同意书？家属可以代签吗？

由于个体差异及合并疾病的不同，每个人对麻醉的耐受和反应都不一样，麻醉过程中可能会出现意外和并发症。任何麻醉都伴随着一定的风险，作为患者及家属，有必要也有权利充分了解麻醉存在的风险，这就是为什么手术患者都要进行麻醉前谈话并签字的原因。

原则上只要患者有一定的认知能力，那么患者的意愿永远是第一位的，应该由患者本人签署术前麻醉知情同意书，这是患者的权利。但如果家属和患者本人有良好的沟通，家属能够代表患者的意愿，患者本人又签署了委托协议，委托给某位家属替本人做主，那么这位家属可以代签麻醉知情同意书。

77. 患者应该怎样配合麻醉和手术？

麻醉与手术能否顺利进行，除了医务人员的技术水平和认真负责的工作精神外，患者配合也十分重要。

（1）要树立信心，相信医生，放松心情。过分紧张，睡眠不好，可使手术当天血压波动，影响麻醉和手术。

（2）要严格按照医生的嘱咐进行准备。对医生要讲实话，尤其是全身麻醉手术前，是否吃了东西，是否发热，女性患者是否有月经来潮等都应先告诉医生，让医生考虑是否暂停手术，以免引起不良后果。

（3）进手术室前，要排空大、小便，戴有活动假牙的患者要取下假牙，以防麻醉插管时脱落，误入食管或呼吸道。不要把贵重物品带进手术室。

（4）不同的手术，不同的麻醉，所采取的体位不同。腰麻和硬脊膜外麻醉，需患者采取坐位或侧卧位进行穿刺操作，当医生和护士为您摆好体位后，不能随意移动或改变，如有不适或疼痛，可告诉医生，乱动会影响穿刺操作。

（5）有的手术要插导尿管或胃管，这些导管都会给您带来一些不适或疼痛，需要忍受，千万不能随意将导管拔出。

（6）非全身麻醉手术，患者在手术台上处于清醒状态，应安静闭目接受手术，不要随意和医护人员谈话，更不要胡乱猜疑

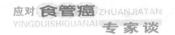

医护人员的某些话，以免引起误会或枉背包袱。

78. 松动的牙齿或假牙对麻醉有什么影响？

如果患者有松动的牙齿或者假牙的话，麻醉医生在气管插管时可能会损伤到牙齿，导致牙齿脱落、牙龈出血，牙齿可能会掉入气管引起窒息。所以对于活动性的或能取下的假牙，术前要求全部取下，交家属保存。特别是前面的单颗假牙最好摘掉，后面的固定假牙没有关系，整口的假牙不用摘掉，戴着还可以保护牙龈，起支撑作用。明显活动的前门牙，在手术前应请口腔科医生处理。

79. 进入手术室后为什么要反复核对患者信息？

为加强对医疗机构的管理，指导并规范医疗机构手术安全核查工作，保障医疗质量和医疗安全，卫生部制定了《手术安全核查制度》，该制度规范要求手术前进行核查工作。核查内容主要包括以下三方面：

（1）患者身份核对：医务人员通过核对姓名、科室、床号、病案号、腕带信息等确定患者的身份。对于可能服用镇静剂、听力障碍、身份无法确认的昏迷手术患者，可以通过核对其腕带上的姓名、病案号进行身份确认。

（2）手术部位核对：涉及有双侧、多重结构（手指、脚趾、病灶部位）、多平面部位（脊柱）的手术时，在患者接入手术室前，医生将对手术侧或部位进行做手术标识。巡回护士接患者入手术间前，需进行手术部位标识的核对。

（3）一般情况的核对：如禁食、禁水情况，有无假牙、过敏史、既往病史情况，既往手术史等。

手术安全核查工作要由具有执业资质的手术医生、麻醉医生和手术室护士三方，分别在麻醉实施前、手术开始前和患者离开手术室前，共同对患者身份和手术部位等内容进行核查的工作。其宗旨就是要保证患者的医疗安全，希望患者予以理解和配合。

80. 患者进入手术后有哪些流程？

接患者入手术等候区，核对患者信息→在手术等候区等候，再次核对患者信息后进入手术间→进行输液、导尿等手术前准备→麻醉→实施手术→手术结束后如有需要进入麻醉恢复室或重症监护病房进行严密观察和监测，直至患者清醒、**生命体征**恢复稳定→安全返回病房。

81. 手术小组主要由哪些人员组成？

一般手术要由主刀医生、2~3名助手、麻醉师、器械护士及巡回护士共同完成，如手术中需要射频消融、术中放疗等特殊治疗，还需要其相关医生及技术人员参与。

82. 食管癌患者在手术中一定做锁骨下静脉置管吗？有什么作用？

食管癌患者在手术中不一定要放置锁骨下静脉穿刺，但术前或术后锁骨下静脉穿刺置管确有诸多好处，条件允许时应尽量放置为好。包括锁骨下在内的中心静脉穿刺，具体讲有以下好处：①便于术中输液、输血、监测中心静脉压等指标；②食管癌患者手术后需要较长时间输液，置管后减少了静脉穿刺，减轻患者疼痛，并不影响上肢的活动；③锁穿管管径相对较粗，易于掌控输液速度；④有些药物对周围血管刺激性大，不适合外周静脉输入，如脂肪乳、含钾液体等；⑤锁穿管可为多腔，对合并糖尿病、高血压的患者可同时泵入胰岛素、降压药物等，还可行中心静脉压的监测；⑥紧急情况下需要抢救时给药更为快捷。

83. 食管癌手术的手术方式和方法有哪些？

食管癌的手术方式有很多，具体要根据患者食管癌的部位、范围、淋巴结转移情况来定。食管癌的手术包括两部分内容，一是切除病变的食管及相关的淋巴结，包括部分正常的食管甚至部分胃，二是切除食管后消化道的重建。具体方式有左开胸、右开胸、一切口、二切口、三切口或胸腹腔镜微创手术，代替食管的器官最常用的是胃，其次为结肠、小肠等。

84. 不同位置的食管癌手术切口有何不同？

手术切口的选择主要根据食管癌的位置、淋巴结的转移部位和患者的身体状况决定。具体如下：

（1）胸上段：一般选择左颈、右胸、腹正中三切口。

（2）胸中段：根据淋巴结肿大部位，可选择①右胸、腹正中两切口；②左胸一切口；③左颈、左胸两切口。

（3）胸下段：手术切口多为左胸一切口，也有选择与胸中段相同的切口者。

（4）微创手术切口：近年来随着胸腔镜技术的发展，胸部和腹腔操作可通过胸腔镜和（或）腹腔镜完成，切口仅为数个长度 1~3cm 的微小切口。

85. 食管癌手术切除范围应该如何确定？

食管癌手术切除食管的范围主要由病变的位置、大小以及淋巴结转移情况决定。一般来讲，病变位置越高，体积越大，所需切除食管越多。如果是颈段或胸上段食管癌，则需要切除全部或接近全部食管；颈段食管癌有时还需全喉切除；胸中段食管癌切除长约 3/4 的食管；胸下段一般需切除约 1/2 的食管。但也有医院无论上、中或下段食管癌，一律在颈部切断食管，行全食管或次全食管切除。

86. 食管癌能实施胸腔镜手术吗？有哪些优点？

食管癌可以使用胸腔镜进行手术。目前随着手术器械的不断改进以及手术技术的提高，国内部分医院已经可以成功实施食管癌的腔镜手术。胸腔镜做食管癌切除可以达到开胸手术相同的效果。对有经验的医生而言，手术时间短于开胸手术。但胸腔镜手术仅适用于较早期的食管癌患者。胸腔镜手术的主要优点是：①创伤小，疼痛减轻；②术后呼吸和循环系统并发症减少；③可以及早下床活动，恢复加快，住院时间缩短；④切口美观，心理压力小。

87. 贲门癌开胸、开腹手术各有什么特点？

贲门癌位于食管和胃交界处，向上容易侵袭食管下段，向下易侵袭胃底和胃小弯侧，手术宜做食管和胃部分切除。开胸手术能充分保障食管和胃的切除范围，而开腹手术在食管切除范围上有其局限性，况且部分患者有胸内淋巴结转移，所以原则上贲门癌应施行开胸手术。但在高龄、低肺功能、肿瘤范围较小，未侵袭食管下段者，也可行腹部手术。有统计资料表明，开胸做贲门癌手术的远期生存情况优于开腹手术者。

88. 为什么大多数食管小细胞癌不做手术？

食管小细胞癌的发病率很低，病例数较少，容易发生远处转移，疗效差。国内外对其治疗方法和治疗效果的研究尚有争论。以往是采取以外科为主的综合治疗，但我国在国际上发表的一组大数量的病例研究表明，食管小细胞癌的治疗选择以化疗为主的综合治疗模式后取得了较好效果，一般情况下不建议手术治疗。

89. 什么是食管癌的姑息性切除术？

食管癌的姑息性切除术是指食管癌原发灶或转移灶不能完全切除，肉眼判断在某些部位有少许癌残留。具体原因有：①术前检查和术中实际情况不符，肿瘤侵袭重要器官；②术前已经明确手术无法完整切除，但有穿孔迹象，直接放化疗可能导致穿孔危及生命；③梗阻严重，滴水不进，为了改善症状或为放化疗创造条件。

90. 70岁以上的食管癌患者应采取哪种治疗方法？

年龄不是食管癌患者能否手术的决定因素。对于身体情况很好，能够耐受食管癌手术，而病变又可以根治性切除的，推荐手术治疗。即使有高血压、糖尿病等合并症的患者，只要控制良好，身体情况能够耐受，也可手术治疗。如心肺功能不全、身体虚弱，应采取非手术治疗的方法，包括放化疗、免疫治疗、中医中药、营养支持等。

91. 严重前列腺肥大影响做食管癌手术吗?

前列腺肥大的患者术前导尿往往较困难，部分患者需要插入特制的导尿管才能导尿成功。因此，患者如有前列腺肥大或既往曾行前列腺手术，一定要事先告知医生以便提前做好准备。有前列腺肥大的患者，食管癌手术后置留尿管时间适当延长，同时术后做好膀胱功能的训练，以免拔除尿管后出现排尿障碍。因此，患者不必担心前列腺肥大而影响食管癌手术。

92. 麻醉恢复室是怎么回事?

麻醉后恢复室又称为麻醉后监测治疗室，负责对麻醉后患者进行严密观察和监测，直至患者的**生命体征**恢复稳定。恢复室紧邻手术室，以便于麻醉医生或外科医生对患者的观察及处理，如发生紧急情况也便于送往手术室进一步治疗。

手术与麻醉都会在一定程度上扰乱人体的正常生理，特别是对那些术前一般情况较差、经受了全身麻醉或大型手术的患者。手术后患者如存在麻醉未醒、呼吸循环功能不稳定等需要持续监护的情况，将被送入麻醉恢复室。麻醉恢复室内配备有专门的麻醉医生、麻醉护士及齐全的设备，能实施及时有效的监测和抢救，使患者顺利度过手术后、麻醉后的不稳定时期，保障患者的安全。

93. 什么样的食管癌患者需要到重症监护室监护？

重症监护病房又称为 ICU （intensive care unit）。重症监护病房设备齐全先进，治疗抢救手段丰富，能对各种危重患者进行严密观察，并采用合理的治疗方法以提高患者治愈机率。ICU 收治对象主要包括：①心、肺功能低下者；②复杂疑难手术，术前有合并症者，如合并心脏疾病、糖尿病、高血压等；③术中呼吸循环不稳定，如血氧低、血压不稳定、严重心律失常、大出血等；④术后出现严重并发症者，如吻合口瘘、肺栓塞、心脑血管意外等。

94. 全身麻醉结束后患者醒来时会有什么感觉？

一般全麻恢复时，由于麻醉药物的作用还没有完全消失，患者可能会嗜睡。还可能会有伤口疼痛或咽部不适，留置导尿管者可能因为尿道受到刺激有想尿尿的感觉等。通常麻醉医生在术前访视时会嘱咐患者，如果手术后麻醉恢复时出现这样的情况如何配合医生解决不适。比如：如果有导尿管可以直接排尿；如果伤口疼痛，医生可给予合适剂量的镇痛药。

95. 术后伤口疼痛怎么办？

伤口疼痛是许多患者担心的问题之一，伤口疼痛是人体应激反应的一个重要表现，是一种正常的生理心理活动。疼痛的程度与伤口大小、手术部位等有关，与人的焦虑情绪也密切相关，焦虑情绪越严重，机体的**痛阈**越低，心理上高度恐惧的患者对疼痛的敏感性增高。由于每个人对疼痛的敏感性不同，疼痛的程度因人而异。但是，随着医学的发展，已经可以解除或减轻患者术后疼痛。通常有两种方法减轻伤口疼痛；一种方法是在静脉或硬膜外腔留置手术后镇痛泵注药，该方法可以持续、平稳地减轻疼痛，但部分患者有较明显的头晕、恶心等不适；另一种方法是在疼痛剧烈时，肌内注射镇痛药，该方法镇痛效果好，但持续时间短，通常可持续 2~4 小时。疼痛最明显的是手术后 48 小时内，以后渐渐缓解。手术后常用的镇痛药都有不同程度的抑制肠胃蠕动的副作用，会影响患者胃肠功能的恢复，但短期使用不会产生依赖性。

96. 术后疼痛对患者有什么影响？常用的术后镇痛方法有哪些？

术后疼痛可引起患者心率增快、血压升高等症状；患者还可因疼痛无法或不敢用力地咳嗽，可能会导致肺部并发症；疼痛导致的胃肠蠕动减少会使胃肠功能恢复延迟；疼痛造成的肌肉张力增加、肌肉痉挛、限制机体活动等会促使深静脉血栓的形成；疼痛还可导致失眠、焦虑、恐惧等情绪障碍。手术后疼痛控制不佳是发展为慢性疼痛的危险因素。

目前常用的术后镇痛方法是放置术后自控镇痛泵。术后自控镇痛泵给药途径有三种：①经过静脉途径：通道接在静脉内给予镇痛药；②经过硬膜外途径：通道接在硬膜外腔给药；③经过皮下或神经根途径：通道接在皮下或神经根给药。一般无需借助手控开关，自动开关给药即可满足患者需求。个别疼痛阈较低的患者可加用手控开关，根据疼痛的程度，患者可自行按压手控开关增加镇痛药物的剂量。手术后自控镇痛泵更容易维持最低有效镇痛药浓度，且给药及时、迅速，基本解决了患者因为个体差异对于镇痛药的需求，有利于患者在任何时刻、不同疼痛强度下获得最佳镇痛效果。

97. 为什么患者术后疼痛程度不同？

切口疼痛的原因比较复杂，与手术大小、切口选择、手术时间、个体差异、镇痛方式等多种因素相关。例如，不同人对疼痛的耐受程度不同，同样的切口有些人疼痛剧烈难忍，而有些人则疼痛较轻，这是个体差异；术后采用硬膜外置管镇痛效果最佳，而静脉镇痛泵等方法相对较差。

98. 术后患者躁动怎么办？

全麻手术后由于各种原因（药物的残余作用、疼痛刺激、导尿管刺激、术前过度紧张、焦虑等），有些患者可能出现情绪波动、躁动不安，这时家属应该配合医务人员做好患者的固定工作，以防跌落或碰伤，同时尽量安抚患者，注意观察异常情况，及时向医生、护士汇报，要有专人陪伴在患者身边，直到完全清醒。

99. 术后恶心、呕吐与麻醉有关吗？

麻醉当中应用的一些药物会导致术后恶心、呕吐，女性患者发生机率要高于男性。部分肿瘤患者术中会在病变部位（盆腔或腹腔内）预防性应用一些化疗药物，这也会导致术后的恶心、呕吐。预防性的应用止吐药物会降低其发生机率，也会改善恶心、呕吐的症状。

100. 食管癌手术后为何需要用力咳嗽？

呼吸系统并发症如肺炎、肺不张是食管癌术后常见的并发症之一，而呼吸道不通畅是导致上述并发症的最主要原因。术后第一日让患者坐起来并用力咳嗽，一是有利于胸腔积液的排出，更重要的是促进患者咳嗽排痰，防止肺不张和保障肺功能的恢复，减少呼吸系统的并发症。

101. 如何帮助食管癌患者术后有效咳痰？

食管癌患者术后由于切口疼痛，也由于手术本身造成胸部呼吸肌的损伤，往往会出现咳嗽无力、咳痰不畅而导致肺不张、肺部感染、胸腔积液等情况的发生。为此可采取以下措施：①手术前加强咳嗽训练；②术后心理疏导，让患者克服恐惧心理，告知咳嗽不会导致伤口裂开；③加强镇痛措施，减轻咳嗽时的疼痛；④对咳嗽无力者可通过拍背、雾化吸入、按压颈部气管等措施；⑤必要时行支气管镜吸痰，甚至气管切开吸痰。

102. 为何术后无痰也需要咳嗽？会把伤口咳坏吗？

术后患者痰量的多少因人而异，既往有肺部慢性疾病、吸烟、高龄的患者较多。食管癌手术后无论有无痰液均鼓励患者做深呼吸及咳嗽，因为咳嗽的目的不仅仅是排痰，还有促进胸腔积液引流和肺膨胀的功能。胸部切口的缝合非常坚固，因此患者无需担心，咳嗽是不会把切口咳坏的。实践证明咳嗽排痰好的患者术后恢复更快。

103. 手术后患者为什么会出现发热现象？

通常发热在手术后 3~5 天内，患者体温会有轻、中度的升高，通常在 38℃ 左右。这是机体对手术创伤的一种正常反应，一般不需要特殊处理。如果体温高于 38.5℃ 或患者对体温升高感觉不适，可给予冰袋冷敷额头、颈部或腋窝处。一般在手术 3~5 天后体温可以逐渐恢复正常。但如果术后体温升高持续不降或术后 3~5 天体温恢复正常后又升高，则有可能是发生了切口感染或其他并发症，医生们会查找原因，并进行相应的处理。

104. 食管癌患者如何术后尽快康复？

现代医学推崇快速康复外科的理念，其概念是指在术前、术中及术后应用各种已证实有效的方法以减少手术应激反应及并发症，加速患者术后的康复。许多措施已在临床应用：①围术期营

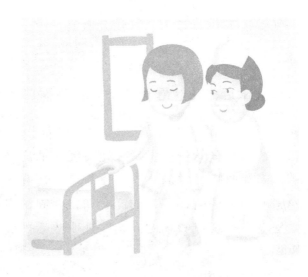

养支持；②高效的麻醉、镇痛；③先进的外科技术如微创手术；④尽早去除鼻胃管、早期进食、早期下床活动及早期肠内营养。

105. 食管癌患者术后护理要重点注意些什么？

为了使患者尽快康复：

（1）密切观察**生命体征**变化，如心率、血压、血氧等。

（2）心理疏导：食管癌手术创伤大，术后疼痛等不适症状是必然的，患者应有充分思想准备。随着外科和麻醉技术的不断进步，能够使这些不适降到最低限度。所以患者应有充分的信心，积极配合医护人员和家属的治疗和护理工作。医护人员将认真听取患者的主诉，给予其安慰和鼓励，并采取各种手段缓解患者的种种不适或痛苦，同时给患者一个轻松的环境。

（3）切口：保证局部清洁，防止伤口感染，密切观察伤口是否有分泌物等感染迹象，发现问题及时处理。

（4）引流管路：注意是否通畅，观察引流量、颜色的变化；防止引流管意外脱落。

（5）饮食：食管癌术后有系统性饮食常规，应严格按医嘱执行。一般术后 2～3 天开始鼻饲流食，术后第 6 天可经口进清流食，如水、米汤，术后第 7 天可进流食，如牛奶、稀粥，术后10～12 天可进半流食，如蛋羹等。

（6）早期活动：分床上活动和离床活动。床上活动主要是翻身、拍背、上下肢活动。活动时应注意保护输液等各种管路以免脱落，并注意保持管道通畅。离床活动可以增加肺活量，保持气管通畅，减少肺部并发症；促进血液循环，防止静脉血栓的形成；促进胃肠功能恢复；方便排尿，防止尿潴留。应消除患者顾虑，早期活动不会影响伤口愈合，更不会引起伤口裂开。

106. 手术中及术后为什么要患者穿弹力袜？

　　手术创伤是下肢深静脉血栓形成的主要因素之一，手术后下肢深静脉血栓发病率可达 10%～25%。下肢深静脉血栓可以引起患侧肢体的肿胀，但其更大的危害是容易引起肺动脉栓塞，阻塞了肺动脉主干或大的分支，可引起大面积肺梗死，这是一种十分凶险的情况，患者常在数小时内死亡。因此，在西方发达国家，手术后预防下肢深静脉血栓形成已经成为常规内容。国外试验：把 3000 多例患者分成两组进行了对比研究，结果表明：手术后穿弹力袜的患者的下肢深静脉血栓形成的发病率仅 5.6%，而不穿弹力袜的患者发病率可高达 24%，由此可见，穿弹力袜有明显的预防下肢深静脉血栓形成的作用。国内部分单位已有专用防血栓弹力袜，但对无此设备或患者过度肥胖无适合型号时，可通过药物或加强肢体运动预防。

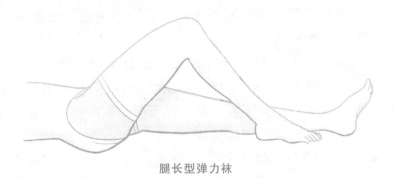

腿长型弹力袜

107. 食管癌手术后各种管道各有什么作用？

食管癌手术后常见的导管包括：

（1）胸腔引流管：用于术后引流胸腔积液。

（2）导尿管：用于术后排尿。

（3）胃管：用于引流胃液。

（4）营养管：可达十二指肠或空肠，用于术后补充各种肠内营养液。

（5）中心静脉穿刺管：包括锁骨下静脉、颈内静脉、外周深静脉（PICC）等的置管，主要用于术后输液。

（6）腹腔引流管：一般在全胃切除、空肠代食管、结肠代食管等较大手术时放置，用于引流腹腔积液。

（7）空肠造瘘管：同上用于较大食管癌手术后的肠道营养支持。

108. 食管癌患者手术后胃管多长时间拔除？

手术后根据患者胃肠功能恢复情况，术后有了排气或排便，原则上就可以拔除胃管，医生还需根据胃液的量、颜色、气味来综合判定，一般在术后 3 天左右拔除。近年来，有些医院推崇快速康复理念，术后第一天即拔除胃管，其安全性尚未得到大部分医务人员的认可。当然也有医生为安全起见选择进食后无并发症才拔，拔除的时间相对较晚。

109. 食管癌患者手术几天拔除胸腔引流管较合适？

食管癌手术后主要根据引流液的量及引流液的颜色确定何时拔除胸腔引流管。一般在术后 72 小时左右拔除，也有医生拔除胸腔引流管时间相对较晚，选择术后进食且无并发症以后才拔除，具体视患者不同情况而定。

110. 食管癌手术后为什么要放置尿管？几天拔除？

食管癌手术需要全身麻醉，手术时间较长，使膀胱的排尿功能减弱，如不放置尿管，术中、术后患者容易造成尿潴留。同时，术中也需通过尿的尿量和颜色以判断血容量及肾功能的变化，而且患者手术后需要卧床，行动不便，一般需要留置尿管3天左右。

111. 为什么拔了导尿管后患者不能解小便？该怎么办？

绝大多数患者拔除导尿管后可自行解小便，但也有少数患者拔了导尿管后不能自解小便，具体原因可能有：①不习惯于床上解小便；②留置导尿管导致尿道黏膜炎性水肿；③长期留置导尿管致使膀胱收缩能力降低；④既往有前列腺肥大史或尿道手术史。但通常都是暂时性的，患者可放松心情，不必过度紧张，这是比较容易解决的问题。可采用如下方法解决：①尝试下床小便；②用热毛巾热敷及轻轻按摩下腹部；③如为长期留置尿管，在拔除导尿管前先进行膀胱训练，间断夹闭导尿管（每次夹半小时至二三小时）至患者感觉想要排尿再放开，如此锻炼1~2天后再拔除导尿管；④必要时可考虑重置导尿管或做膀胱造瘘术，待排尿功能完全恢复后再拔除导尿管。

112. 食管癌术后禁食会影响伤口愈合吗？

经口进食是保障人体所需营养的最重要途径，食管癌术后一般需禁食1周左右，禁食期间医护人员会通过静脉输液和鼻饲管肠内营养两种途径解决。医生会在术后根据患者的身高、体重、营养状况及手术等对身体的影响情况进行计算，根据计算结果给予患者充足的能量、蛋白质、维生素及微量元素等，所以食管癌术后禁食的患者一般不会导致营养不良和影响伤口愈合。

113. 食管癌手术后应该静养，还是多活动？

食管癌手术是需要全麻的大手术，有些食管癌的切口需2~3个切口，创伤大，情况复杂。术后患者既需要充分休息，也需要适当活动。卧床期间可进行床上锻炼，例如做四肢运动以促进血液循环，减少血栓形成；做深呼吸以保障肺膨胀良好。当身体情况有所恢复，在身体允许的情况下宜尽早下床活动，可先在床边活动，自主上厕所等，继而可在病房内慢走、散步，特别是经口进食后，适当的活动还有助于促进胃肠蠕动，减少进食后的反流等不适。随着进食量的增加，营养状况逐步改善，体力逐渐恢复，则可以逐步增加每日的活动量，比如增加散步的距离，进行运动量较小的体育活动等。

114. 食管癌患者术后可以进行哪些活动？

患者术后早期下床活动的好处在于可以预防肺不张，改善呼吸循环功能，预防血栓形成，增进食欲及增强体质。但在活动时一定要注意妥善保护身上各种管路，若出现头晕、心慌、气短等不适症状应及时休息。术后第1天下午，患者可在他人帮助下下床，在床旁站立并原地踏步，感觉疲惫时及时休息；术后3天内，患者最好在床旁进行活动，如绕床步行3~5分钟，以避免因体力不支导致跌倒；拔除胸管后可在他人帮助下进行室外活动。以后视个人情况逐渐增加活动量。患者出院后也不宜马上进

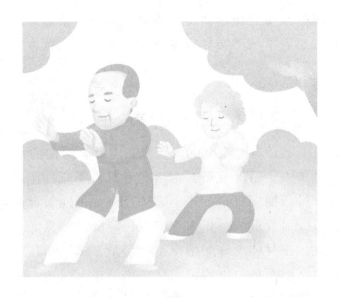

行激烈体育活动，如打排球、游泳、登山等。最好先进行温和的锻炼，如跳慢舞、瑜伽、散步、打太极、练气功等。循序渐进，视个人身体状况逐渐增加活动量。

115. 食管癌术后发热是正常的吗？可能是什么原因？

食管癌术后发热是比较常见的，但一般均在 38.5℃ 以下。发热本身是一种机体应激反应，食管癌术后发热最常见的原因是术后反应性所致，一般 1 周以内恢复正常。但若术后突然出现高热，超过 38.5℃，合并寒战，则需高度关注。首先要判断是否为输液反应所致的发热，这种情况往往发生在输注某种液体后，突发全身发冷、寒战，体温迅速升高，常常可达 39℃ 以上，通过停止输液、给予抗过敏等处理后迅速好转，极少反复出现；其次，要注意有无切口感染，可经检查手术切口有无红肿化脓证实，这种发热常为中度发热；严重时可高热不退；更重要的是要警惕有无吻合口瘘的发生，吻合口瘘是食管癌严重的并发症之一，处理不及时会有生命危险；有些药物如免疫增强剂、抗癌药物等也可引起发热，但一般不超过 38.5℃。

116. 食管癌手术后第 7 天喝水后出现发热 39℃、寒战，是什么原因？

术后第 7 天是食管癌吻合口瘘发生的高危期，喝水后出现高热，要高度怀疑吻合口瘘发生的可能。建议立即拍胸片或行 CT 等检查，了解有无气液平、大量胸腔积液等表现。当然，食管癌术后发热还有其他很多原因，如切口感染、脓胸、肺脓肿，甚至输液反应均可引起相似症状。

117. 什么是食管癌术后吻合口瘘？有何表现？

食管癌手术的关键部分是切除食管后需要用胃或其他替代物如空肠、结肠进行消化道重建，即食管胃、食管空肠或结肠吻合，多数医院采用器械吻合。当吻合口愈合不良时会造成消化道内容物流入消化道外的腔隙，称为吻合口瘘。食管癌术后吻合口瘘包括胸内吻合口瘘和颈部吻合口瘘，前者发生率在 3%～5%，但死亡率高；后者发生率高于前者，为 10%～20%，但预后明显好于胸内吻合口瘘。

颈部吻合口瘘多表现为颈部皮肤红肿、压痛、皮下气肿，并有腐臭脓液流出，切开引流后可见脓液，并可有食物残渣、口涎、胆汁等，患者伴有或不伴有发热。颈部吻合口瘘因位置表浅，易及时发现及诊断。而胸内吻合口瘘一旦发生，患者多有明显的中毒症状。早期多有高热、剧烈胸痛、呼吸困难、术侧张力性气胸、中毒性休克，不及时处理甚至可引起死亡。发生于术后1周以上的胸内吻合口瘘，因肺已复张并有胸膜腔粘连，瘘相对局限，患者全身中毒症状可不明显，但仍有发热、胸闷等症状，需注意观察，以期及时发现，及时处理。

118. 食管癌术后吻合口瘘什么时候容易发生？什么原因？如何治疗？

吻合口瘘是食管癌术后的严重并发症，一般在术后5~8天发生，亦有术后3天内发生的早期瘘或出院后发生的晚期瘘。我国有数据统计结果显示总的吻合口瘘发生率不到1%。吻合口瘘发生原因是多方面的，局部原因和全身因素都会影响吻合口的愈合，总结起来主要与吻合方式、吻合技术、有无继发感染、营养状况、术后处理不当、合并动脉硬化、心脏病或切缘有癌残留等因素有关。

吻合口瘘一旦发生，应及时治疗，治疗方法有手术治疗与保守治疗两种方案。颈部吻合口瘘容易早期发现和诊断，处理较简单，一般经积极引流、禁食、营养支持，很快便能治愈；胸内吻合口瘘治疗相对复杂，处理原则是早期诊断、早期治疗，根据具体情况选择手术治疗或保守治疗，大部分患者以保守治疗为主。经验表明，在发生吻合口瘘后的短时间内，可以考虑再次手术，主要目的是彻底清除感染物，充分引流，一般不缝合吻合口瘘或再次吻合，这种处理方法较单纯放置引流管康复明显加快。若发生瘘的时间较长，局部炎症反应严重，则不宜盲目手术，这时可采取放置胸腔闭式引流管引流，然后通过加强营养、抗炎对症等处理，95%以上的患者均可治愈。

119. 为什么食管癌手术后会有胸腔积液？

所有的食管癌患者手术后均会出现胸腔积液，因此手术结束前医生要放置胸腔引流管。产生胸腔积液的原因很多，正常情况下胸膜腔每天都会产生一定数量的胸液，只是这些胸液会被吸收，二者达到平衡状态，因而不会产生积液。但食管癌手术后，由于胸膜腔水肿、手术创面渗血、淋巴结清扫后回流障碍等多种原因，产生的胸液量超过吸收量，从而产生胸腔积液。手术误伤胸导管，引发乳糜胸则会引起大量胸腔积液。其他如严重营养不良低蛋白血症也会增加胸腔积液量。

120. 食管癌手术有哪些并发症？哪些是最严重的并发症？

食管癌手术最常见的并发症有胸腔积液异常、切口液化、切口感染、术后出血、膈疝、肺不张、肺部感染、脓胸、乳糜胸、心律紊乱、吻合口瘘、吻合口狭窄等。

食管癌手术最严重的并发症有术后出血、吻合口瘘、严重心律失常、呼吸衰竭、乳糜胸、严重的心脑血管意外等。目前随着医疗技术的提高，这些并发症发生的比例很低，发生后经恰当处理，80%以上均可治愈。而处理不及时、处理不当则可能导致患者发生生命危险。

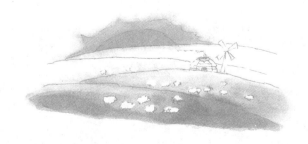

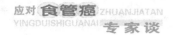
121. 食管癌手术后出现并发症能治好吗？多长时间能治好？

食管癌手术并发症较多，但绝大多数并发症经过及时恰当处理均可治愈，不留任何后遗症。有些并发症恢复时间较短，如切口液化、切口感染，通过换药或清创缝合，一般1~2周即可治愈。合并肺不张或肺部感染经积极抗炎对症处理也会很快恢复。有些并发症甚为严重，需要紧急处理，如术后出血、胃扭转等，经急诊手术后一般也不影响住院时间。但有些并发症恢复起来甚为缓慢，如术后吻合口瘘、乳糜胸、脓胸等，需要数周、数月甚至更长时间方可痊愈。

122. 什么是术后胃瘫综合征？什么原因？

胃瘫在腹部手术相对常见，是指腹部手术后继发的非机械性梗阻因素引起的以胃排空障碍为主要征象的胃动力紊乱综合征，在食管癌手术后发生机率相对较低。

食管癌术后发生胃瘫的原因尚未明确，术后残胃和远端空肠正常的运动功能破坏是发生功能性排空障碍的主要原因，同时与移植胸胃缺少神经支配、胸腔负压、胃壁水肿、幽门排空功能障碍以及患者精神紧张、营养不良等多种原因有关。

123. 胃瘫的主要症状是什么？如何诊断？

胃瘫最主要的症状是术后拔除胃管，在进食后胸部或上腹部饱胀不适、呃逆、嗳气，继而出现恶心、呕吐、呕出物为胃内容物，有酸臭味，有时伴有低热等症状，一般疼痛不明显。若行胃肠减压可抽出大量液体，每日可多达上千毫升。胃液抽出后或呕吐后症状暂时缓解，关闭胃管后症状重新出现。胃瘫与肠梗阻不同，发生时小肠及结肠动力功能一般不受影响，故患者可正常肛门排气、排便，体检发现胃振水音。胃镜及胃肠造影检查是确诊胃瘫的最主要检查手段，通过排除流出道机械性梗阻，核素标记液体胃排空试验提示胃排空延迟。现有资料显示：食管癌手术后胃瘫的发病率大约1%，国外报道5%～24%。目前尚无通用的胃瘫诊断标准，有人根据文献综合如下：①术后7天仍需行胃肠减压，或者终止胃肠减压进食流质饮食或由流质饮食改为半流质饮食后再次出现胃潴留症状而需行胃肠减压者；②胃引流量每天>800ml，持续时间超过5天；③经一项或多项检查提示无胃流出道机械性梗阻征象；④无明确水、电解质酸碱失衡；⑤无引起胃排空障碍的基础疾病，如糖尿病、胰腺炎、结缔组织疾病等；⑥未应用影响平滑肌收缩的药物，如654-2、阿托品等。

124. 食管癌术后发生胃瘫该怎么办？

食管癌术后发生的胃瘫，采取非手术治疗一般均可治愈。首先需要放置胃管进行胃肠减压，针对胃排空动力学机制的改变，采用促胃肠动力药物，部分患者通过口服中医汤药收到良好效果。胃镜不仅用于胃瘫的诊断，而且检查过程也起到治疗的作用，部分患者经胃镜检查后迅速恢复正常。另外，还需采取加强营养、纠正水**电解质紊乱**以及心理安慰等措施。经治疗绝大部分患者3～5周内恢复，也有患者长达两个月才恢复。需要注意的是，得了胃瘫有时会被误诊为吻合口或输出袢的机械性梗阻而采取再手术治疗，因此，正确地诊断和治疗胃瘫，对避免盲目再手术，减轻患者痛苦具有重要意义。

125. 食管癌手术后容易出现倾倒综合征吗？有什么症状？

倾倒综合征于 1907 年 Denchan 首先报道。发生于胃切除与胃肠吻合术后，由于失去幽门或胃的正常生理功能，胃内食糜骤然倾倒至十二指肠或空肠而引起一系列症状。可发生于任何类型的胃部手术之后，以毕 II 式胃大部切除术后更为多见，食管癌手术后发生倾倒综合征的情况罕见。

倾倒综合征多于术后 1~3 周开始进食时发生，症状为进食流质以及富含糖类的食物时出现全身性躯体症状和胃肠道症状。全身性躯体症状：头晕、心悸、心动过速、极度软弱、大量出汗、颤抖、面色苍白或潮红，重者有血压下降、晕厥；胃肠道症状：上腹部温热感、饱胀不适、恶心、呕吐、嗳气、肠鸣、腹泻，有时有排便急迫感。通常持续 1 小时左右可自行缓解，餐后平卧可避免发作。重症患者可因惧怕进食而体重下降，常有营养不良的表现。

126. 食管癌手术后乳糜胸是什么原因？

乳糜胸是食管癌手术的并发症之一，常因肿瘤侵袭胸导管或手术损伤胸导管所致。胸导管为体内最大的淋巴管，全长 30~40cm。起源于腹腔内第一腰椎前方的乳糜池，向上穿过横膈，与食管邻近并上行至颈部后汇入左静脉角。由于胸导管很细、管壁菲薄，因此即便破裂，术中也很难发现。一旦胸导管破裂，大量的乳糜液外渗入胸膜腔内，引起胸腔积液称做乳糜胸。由于乳糜液含有比血浆更多的脂肪物质，丰富的淋巴细胞以及相当数量的蛋白质、糖、酶和电解质。因此发生乳糜胸后必然引起两个严重的后果：其一，富有营养的乳糜液大量损失必然引起机体的严重脱水、**电解质紊乱**、营养障碍以及大量抗体和淋巴细胞的耗损，降低了机体的抵抗力；其二，胸膜腔内大量乳糜液的积贮必然导致肺组织受压，纵隔向对侧移位以及回心血流的大静脉受到部分梗阻，血流不畅，进一步加剧了体循环血容量的不足和心肺功能衰竭。乳糜液的数量多寡不一，小则每日 100～200ml，多则每日可达 3000～4000ml，这主要决定于胸导管破口的大小、胸膜腔内的负压、静脉输液量及其速度和摄入食物的性质。

127. 食管癌术后出现乳糜胸如何治疗?

食管癌术后乳糜胸一旦确诊，应立即禁食、通过静脉补液加强营养支持，通过胸腔穿刺或闭式引流使肺完全膨胀。对于每日引流量相对较少（500ml 以下）的患者通过保守治疗多可治愈，保守治疗无效或每日引流量多者，宜积极行手术治疗，可通过开胸或胸腔镜下结扎胸导管的方法进行治疗，一般均可短期内治愈。

128. 食管癌术后下床活动后突发心慌、气短、口唇发紫是什么原因?

这种表现最常见于急性肺动脉栓塞。此类栓塞常发生在食管癌等较大手术之后，由于患者卧床，下肢血液回流减慢，加之术后血液高凝状态，首先形成下肢静脉血栓，待患者下床活动后，栓子脱落，回流至肺动脉后就形成肺动脉栓塞，患者突发心慌、气短、口唇发绀等表现是一非常危险的并发症。

急性肺动脉栓塞具有多种临床表现，轻者可无症状，重者表现为低血压、休克，甚至猝死。常见的临床症状有呼吸困难、胸痛、**咯血**、晕厥等，它们可单独出现或共同表现。检查往往可发现患者一侧下肢肿胀，B超可发现深静脉血栓形成。

129. 得了肺动脉栓塞该如何治疗？

一旦诊断急性肺动脉栓塞，应立即积极进行治疗。肺动脉栓塞的治疗目的是使患者度过危急期，缓解栓塞引起的心肺功能紊乱和防止再发；尽可能地恢复和维持足够的循环血量和组织供氧。对大块肺栓塞或急性肺心病患者的治疗包括及时吸氧（必要时紧急气管插管）、缓解肺血管痉挛、抗休克、抗心律失常、溶栓、抗凝及外科手术等治疗。对慢性栓塞性肺动脉高压和慢性肺心病患者，治疗主要包括阻断栓子来源，防止再栓塞，行肺动脉血栓内膜切除术，降低肺动脉压和改善心功能等方面。

130. 食管癌患者手术后心脏病复发该怎么办？

有心脏病基础的患者经历食管癌手术后，由于手术创伤较大，加之术后疼痛、缺氧、机体应激反应等因素，诱发心脏病的机率较高。首先应明确诊断，判断是哪方面的疾病，如心肌梗死、心绞痛、心律失常、心力衰竭等；术前应针对既往的心脏病史做好准备，对较重者应请心内科专业人员治疗调理稳定后再手术；手术前和麻醉科、监护室会诊制定详尽方案，术中、术后密切监护，发现异常情况及时处理，可将危险降至最低。一旦术后心脏病复发，外科医生和心内科医生会明确诊断并做出相应处理。

131. 食管癌患者手术后出现并发症该怎么办？

任何外科手术都不能完全避免并发症的发生。食管癌手术复杂、创伤大，对呼吸循环都有明显的影响，加之食管癌患者营养状况较差，所以术后容易引起呼吸循环系统并发症以及切口感染、吻合口瘘等外科并发症。一旦出现并发症，医患双方宜面对现实，积极应对。根据并发症的具体情况可采取保守治疗或外科治疗。绝大多数并发症经积极治疗可以完全治愈，一般不会遗留后遗症。随着医疗技术的进步，并发症的发生率逐渐降低。

132. 食管癌患者手术后需要监护多长时间？

食管癌患者手术后一般需要监测 3 天，主要监测的项目包括心电、呼吸、血氧、血压等指标。具体需要监护的时间宜根据不同情况而定，若患者一般情况较差、有较多合并症如高血压、冠心病、严重心律失常或出现并发症等情况时则需延长监护时间。

133. 食管癌术中放置空肠营养管起什么作用？

空肠营养管是医生在手术当中放置至十二指肠或空肠的一根细管，主要用于术后禁食期间的鼻饲。由于食管癌手术后患者短期内无法经口进食，而通过营养管将肠内营养液输入到空肠就能起到很好的术后营养补充作用，也利于患者胃肠功能的恢复。同时也可减少静脉输液的用量，使治疗费用下降。而一旦发生吻合口瘘等并发症时，空肠营养管的补充营养作用更加突出。

134. 食管癌手术同时做空肠造瘘有什么好处？

空肠造瘘是指将一导管插入空肠然后自腹壁引出至体外的操作。食管癌手术一般在术中放置空肠营养管并经鼻腔引出，无需空肠造瘘，但在特殊情况下，如结肠代食管等较大手术时，需要营养支持时间较长，而经鼻放置的空肠营养管管径较细，易堵塞，且长时间刺激鼻黏膜和咽部造成疼痛不适，而空肠造瘘管相对较粗，补充营养的作用更加安全可靠，且可长时间耐受。

135. 如何护理空肠造瘘？

空肠造瘘后需要注意造瘘口周围有无红肿渗出，每日换药以保持瘘口的清洁。患者需固定好导管，以防止外力牵拉造成造瘘管的脱落。空肠造瘘术后 6~10 小时，即可自导管滴入糖水、牛奶、维生素等饮食，开始每小时 50~60ml，以后逐渐增加。待病情好转，恢复正常饮食后，可将造瘘管拔除。造瘘管的拔除时间必须在术后 10 日以上，待造瘘口周围有瘢痕粘连形成后方可拔除。导管拔出后，造瘘口数日内即自行愈合。

136. 食管癌手术后前几天胃管有血性物引出，要紧吗？

食管癌手术后短期内胃管内引流出鲜红色或暗红色血液属正常现象，但若量持续多，如每小时引流量超过 100ml，甚至引起贫血、血压下降则极可能为吻合口或胃内出血，此时需要采取紧急措施，如胃镜下止血或手术止血等。胃管内血性液体一般在术后第 2~3 天即转为咖啡色，以后颜色逐渐转为淡黄色或淡绿色（含胆汁）。因此，术后短期内胃管有少许血性液体引出不必紧张。

137. 食管癌术后换药发现切口红肿、流黄色黏稠液体，是不是化脓了？

食管癌术后切口最常见的并发症是切口脂肪液化和感染。切口脂肪液化多见于体型较胖、皮下脂肪较多的患者，可能与术中电刀的灼伤有关。检查会发现切口局部红肿、渗液、愈合不良。而若切口化脓，患者往往会有发热，切口有灰白色渗出物，通常有臭味，这时需要打开伤口充分引流，同时做细菌培养以确定何种细菌感染。所以切口红肿、渗出不一定是切口化脓。

138. 做食管癌手术为什么切除一部分胃，会影响今后进食吗？

食管下段近胃处癌均需行部分胃切除以保证切除的范围。以往中上段食管癌手术较少切胃，但近年来随着管状胃技术的普及，切除部分胃的病例越来越多。其实即使不切胃，医生也往往将胃缝缩呈管状，这样可以防止胃上提至胸腔后因过度膨大而压迫肺脏，引起胸闷不适。而且胸腔胃过大也容易引起食物反流，导致患者误吸。而切除部分胃后，胃呈管状，食物更加容易通过胃腔，到达小肠。食管癌切除胃代食管后，胃的功能主要转变为替代食管的功能，所以切除一部分胃不影响进食。

139. 贲门癌全胃切除后还能进食吗？

贲门癌行全胃切除后，医生往往选择空肠代替胃，技术非常成熟，康复后绝大部分患者能正常饮食。只是需要改变一下饮食习惯，更加注意细嚼慢咽，少量多餐。由于小肠的消化吸收功能未受影响，因此，不必担心出现严重营养不良情况的发生。

140. 食管癌术后几天可以拆线？有哪些因素影响伤口的愈合？

手术后一般伤口愈合拆线的时间是：头面部 4～5 天，腹、胸、背部 7～12 天，四肢 12～14 天。有人担心癌症患者许多天不能进食会影响伤口愈合，实际上影响伤口愈合的因素有很多，包括：①年龄（特别是老年人，愈合速度会慢）；②伤口存在感染或污染；③患者合并贫血（出血性及慢性）；④营养状况（营养不良或肥胖、缺乏维生素 A 或维生素 C、微量元素锌、铁或铜）；⑤合并其他疾病（如肝硬化、血管性疾病、糖尿病、慢性肺病、尿毒症等）；⑥药物史（特别是类固醇类和激素类药物）；⑦放疗及化疗；⑧缝合方法、引流、异物等；⑨饮食调养情况（烟、酒、辛辣饮食）。

141. 患者术后多长时间可以洗澡？

首先，要看伤口的愈合情况，一般愈合良好，无红肿、疼痛、化脓等，拆线后 3～7 天就可以洗澡了。洗澡时需注意水温适宜，不要用力揉搓伤口，伤口局部也不应浸泡时间过长，毕竟局部刚愈合，伤口皮肤较薄，且长时间浸水容易引发感染，一般主张采用淋浴的方式，避免盆洗或泡澡。其次，体弱的患者洗澡时需有人陪伴，且时间不宜过长。

142. 食管癌患者术后为什么要进行术侧肩关节的锻炼？

术侧肩关节的疼痛和活动障碍是开胸术后的一个常见问题，原因与手术本身的创伤及术中长时间固定体位有关。患者术后如果因害怕疼痛而不敢活动，则可能出现肩下垂、肩关节僵硬甚至失用性萎缩，使患侧上肢活动受限，所以，食管癌患者术后应尽早开始进行肩关节锻炼。

143. 食管癌患者术后应如何进行术侧肩关节锻炼？

患者可以自行活动术侧肩关节、胳膊及手臂，或用健侧手臂辅助术侧手臂进行活动。术侧肩关节可向任意方向进行活动，以自己能承受的程度为准。主要练习上举与外展，逐渐练习抬肩、抬臂、手达对侧肩部、举手过头等。日常生活小事尽量由患者自行完成，如洗脸、漱口、刷牙、喝水等，梳头、穿衣等略感吃力的动作可在他人帮助下完成，但最终要通过自身的锻炼使术侧肩关节功能达到术前水平。

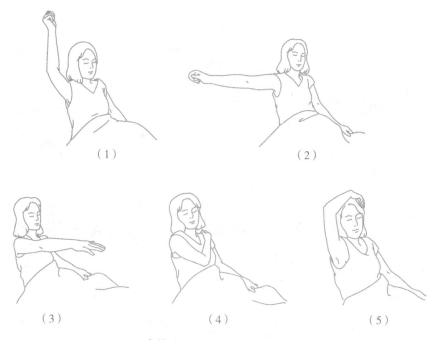

食管癌患者术后肩关节锻炼

144. 食管癌患者术后采取什么卧位最好？

患者意识未清醒时要采取平卧位，头偏向一侧，以免呕吐物吸入，引起呛咳或窒息。患者完全清醒后最好采取半卧位或坐位，原因如下：①有利于胸腔内的气体和胸腔积液由胸管排出，预防胸腔感染；②有利于膈肌下降，增加肺部通气量。不可采取完全的侧卧位，因为如果患者采取完全术侧卧位，可能会压迫胸管而且不利于术侧肺组织的扩张；如果患者采取完全健侧卧位，则不利于胸腔积液由胸管引出。故患者平卧时，若想变换体位，可以稍微向健侧倾斜，最好不超过 45°。

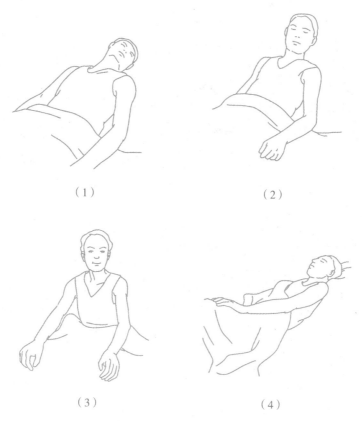

（1）   （2）

（3）   （4）

食管癌患者术后宜采取的各种体位

145. 食管癌手术后一般需要住院几天才能出院？

食管癌术后一般 6 天以后方可进食，因此术后一般要住院 10 天左右。当医生观察患者进食后没有发热、严重咳嗽、胸闷、呕吐等症状，行相关检查未发现问题后可决定出院。如果术后出现吻合口瘘、切口感染等并发症，住院时间相对较长，个别患者需要住院2个月甚至更长。

146. 食管癌患者手术出院后需要注意什么？

食管癌患者手术出院后需要注意以下几点：①有无后续治疗；②饮食方面记住八个字：细嚼慢咽、少食多餐。进食后不宜马上平卧，睡眠时适当抬高胸部以防胃内容物反流；③适当锻炼，如慢走、打太极拳等；④根据医嘱定期复查，出现不适可随时就诊；⑤保持乐观心态。

147. 为什么有的患者食管癌术后进食困难？

食管癌患者术后进食困难最常见的原因是吻合口狭窄，发生率0.5%~9.5%。术后短期内出现的吻合口狭窄多与胃液反流、食物对吻合口刺激所导致的吻合口炎症、充血、水肿有关，待吻合口炎症减轻，充血、水肿减轻，进食困难的症状就会有所缓解；大部分吻合口狭窄发生于术后2~3个月，并逐渐加重，出现呕吐、消瘦、贫血等症状，严重时完全不能进食。

148. 食管癌术后吻合口狭窄该怎么治疗？

食管癌患者术后出现吻合口狭窄，可通过消化道造影和电子胃镜明确诊断，胃镜检查尚可区别是良性狭窄还是肿瘤复发引起的狭窄。治疗方法有：①食管扩张术：有探条扩张术、球囊扩张术，操作简单、安全、并发症少，患者易于接受，**适应证广**，但有时需反复扩张治疗；②支架置入术：良性狭窄一般不主张行支架置入，但对于反复扩张无效的顽固性吻合口狭窄、癌复发等，可取得满意的近期效果，其不良后果主要有反流、支架移位、脱落和肉芽组织增生所致再狭窄、疼痛及大出血等，由于支架置入只适宜吻合口在胸锁关节平面以下的患者，限制了它的治疗范围；③微波、激光治疗：破坏吻合口瘢痕狭窄环，有一定的近期疗效，但反复治疗可使瘢痕组织增厚，对后续治疗不利；④再次手术治疗：很少采用，可用于扩张治疗无效的重度吻合口狭窄。

149. 为什么食管癌术后会有胃内容物反流，有时会呛咳？

食管癌患者做食管部分切除，胃代食管（食管-胃吻合）手术，现在多使用医用吻合器（25 号，直径 25mm）进行食管-胃吻合，吻合口纤维愈合后，直径大小基本固定，进食时食物经食管-胃吻合口进入胸腔胃内，由于没有了贲门抗反流的生理功能，如果进食过多，或者胸内压力增加（如咳嗽时），或者进食后马上平卧，胃内容物和胃液就会经过吻合口反流，导致呕吐；如果**误吸**进入气管，可引起呛咳，严重时可引发肺部感染。

150. 为什么食管癌术后容易出现腹泻？

食管癌患者的手术治疗，是行食管部分切除、食管-胃吻合术，胃由腹部移至胸腔，替代食管，由于解剖位置改变（称胸腔胃），同时为了防止胸腔胃过度膨胀压迫肺，影响患者呼吸，手术时将胸腔胃缝缩成管状，或裁切成管状（管状胃），术后胸胃的容积较小，胃液的分泌量亦有减少，故胸腔胃的消化功能受到影响。另外，由于迷走神经的损伤，术后患者容易出现腹泻。

建议患者少食多餐，细嚼慢咽，以利于食物的消化、吸收。同时，注意不要进食过于油腻，难以消化的食物。这样可减少腹泻的发生。经过一段时间的适应，多数患者的消化、吸收功能会有所改善，这种情况就较少发生了。个别患者腹泻较重，可以看消化内科服药治疗，也可采用中医中药调理。

151. 食管癌术后切口疼痛一般持续多长时间？

食管癌手术无论开胸还是胸腔镜微创手术，都会对肋骨及肋间神经造成一定损伤，开胸手术相对较重。因此，大部分患者会有较长期的慢性疼痛，个体差异较大。大多数患者在术后 2~3 个月后疼痛基本缓解。很少一部分患者疼痛可持续 1 年以上，但总体趋势是逐渐减轻。另外，由于肋间神经切断或受损，伤口所在部位及周围会感觉麻木。部分患者还因胸膜的反应性增厚，局部会有胀满感，紧箍感，偶尔伴有轻微疼痛。以上症状在天气变化、换季时更为明显。因此，患者出现伤口疼痛不适，多与肿瘤复发转移无关，不必紧张。疼痛较重者可采取理疗或肋间神经封闭治疗。平时应适当加强锻炼，多做扩胸、上肢伸展动作，如打太极拳，做体操等。

152. 如何评估食管癌的手术疗效？

食管癌手术后生存多长时间，要考虑到很多因素，目前还难以对每个患者做出精确判断，但总体来说，早期发现，治疗方法得当，大多可以治愈。而对于晚期病例，虽然大部分生存时间相对较短，但经综合治疗，也有达到完全治愈的可能，长期生存的病例并不少见。因此，做了食管癌手术后的效果关键在以下几个因素：①病理分期，即疾病的早晚；②肿瘤的恶性程度；③手术切除的彻底性；④综合治疗是否得当；⑤患者的心态；⑥营养康复；⑦有无严重合并症。

153. 什么是内镜下治疗？

当代内镜医学的发展极为迅速，内镜在食管癌诊治方面已不仅仅是诊断的工具，同时也在食管癌治疗方面起着重要的作用。内镜下治疗顾名思义即是在内镜下进行相关的治疗，由于其创伤小，很多时候在体表甚至找不到创口，也被称为内镜下微创治疗。其基本原理，是通过内镜所具有的各种管道伸入相关器械及治疗器材，在内镜的监视下进行治疗，如早期食管癌的内镜下切除，中晚期食管癌的内镜下减症治疗。其优点在于创伤小、术后恢复快、适用于绝大多数的食管癌患者。对于早期食管癌及癌前

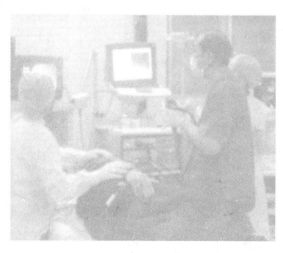

内镜治疗场景

病变患者以及中晚期食管癌无法手术患者的姑息治疗均为有效治疗方法之一。

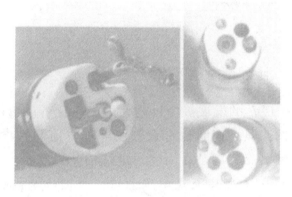

内镜下治疗所用的器械（胃镜）

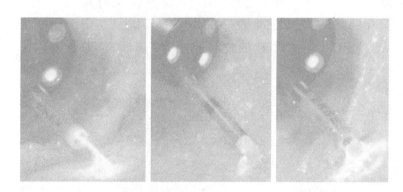

内镜下治疗示意图

154. 目前食管癌内镜下微创治疗的效果怎样？

食管癌的内镜下微创治疗主要分为两种：一种为早期食管癌内镜下微创治疗，一种为中晚期食管癌的减症治疗。

早期食管癌的内镜下微创治疗是将来食管癌治疗发展趋势，大量的研究表明，肿瘤发现的期别越早其治疗效果越好，早期食管癌通过内镜下微创治疗可以达到治愈的效果。据统计中晚期食管癌患者经过治疗后的 5 年存活率仅 30% 左右，而早期发现的食管癌患者治疗后的 5 年存活率高达 90% 以上，甚至有些患者长期存活。通过内镜下微创治疗早期食管癌可以获得与手术治疗相同的治疗效果，同时内镜下微创治疗早期食管癌是通过口腔进镜，在食管内黏膜面进行治疗，患者体表找不到任何创口，术后恢复快，且治疗完成后与正常人生活质量一样，是早期食管癌治疗很有前途的方法。

中晚期食管癌的主要症状为吞咽困难以及由此引起的营养不良，此外，还有肿物破溃穿透周围器官。中晚期食管癌的内镜下治疗主要是针对这些症状进行减症处理。主要措施有内镜下营养管植入，内镜支架植入以及内镜下胃造瘘等。

155. 什么样的食管癌患者适合采用内镜下微创治疗？

内镜下微创治疗主要是应用于早期食管癌的治疗，但并不是所有的早期食管癌均能进行内镜下的微创治疗。其**适应证**为：病变侵袭深度不超过黏膜层且没有淋巴结转移者才适合于内镜下微创治疗，简单的讲就是病变比较表浅且没有淋巴结转移的患者才能进行内镜下微创治疗，当然对于身体比较虚弱无法进行手术或放化疗以及拒绝接受手术或放化疗的患者也可以考虑早期食管癌的内镜下微创治疗。为正确掌握早期食管癌患者是否适合内镜下微创治疗，术前建议患者行超声内镜检查以判断病变的深浅，行胸部 CT 检查以评价淋巴结转移情况。

156. 内镜下能彻底切除食管癌吗？如果不彻底怎么办？

内镜下微创治疗早期食管癌只要是在**适应证**之内的病变绝大多数可以做到根治性切除，手术切除后，还要结合内镜下表现与病理观察病变是否有残留。术后切除不彻底的情况多出现于超**适应证**的治疗，比如患者身体较虚弱，无法接受手术，虽然病变侵袭食管壁较深，但仍只能行内镜下微创治疗，这种情况下只能进行尝试性的内镜下微创治疗，术后结合病理结果，如果病变切除较彻底，切缘未发现有阳性病灶，则建议患者定期复查内镜，进行**随访**观察，如果病变有残留或浸润较深则需根据患者术后情况，必要时追加放化疗或手术治疗。

157. 内镜下治疗有哪些风险？

内镜下治疗属于微创治疗，但同样要在食管上进行切除操作，同样属于外科手术的一种，其本身也有相应的合并症与并发症。内镜治疗的合并症有以下几种：术后即时并发症如出血（1.5%～24%）、穿孔（<1%）等，迟发性并发症如术后疼痛、术后食管狭窄等。出血多发生在术中或术后 24 小时以内，有持续性黑便或血压降低应考虑到术后出血可能，绝大多数出血均为一过性的，通过内镜下止血均能有效控制。穿孔的发生率较低，主要与操作者的技术水平有关，是最严重的并发症，可出现呕吐、下颈部皮下气肿、下胸痛、腹痛、腹膜刺激征等症状，通过保守治疗也多能控制，但不排除需要外科手术介入的可能。术后疼痛多为一过性的，一般均能自行缓解。术后食管狭窄与病变切除范围大小有较大的关系，如果切除范围大于 3/4 食管周径，

70%的患者会出现食管狭窄，同时食管狭窄的程度也与患者本身瘢痕体质有关系，通过内镜下扩张处理基本都能恢复。

（二）放射治疗

158. 放射治疗是怎么回事？

简单来说，放射治疗就是利用放射线能杀灭肿瘤细胞的基本原理来治疗肿瘤。目前，用来治疗肿瘤的放射线主要有高能量的X射线、高能量的β射线以及最常用来做近距离治疗的γ射线。这些射线进入到肿瘤内通过损伤肿瘤细胞核内的DNA，导致肿瘤细胞死亡，从而达到治疗肿瘤的目的。

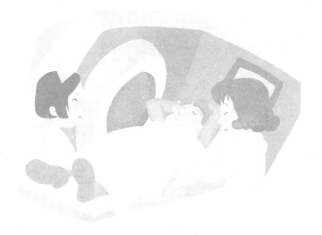

159. 放疗和核辐射是一回事吗？

生活中我们会经常听到核辐射这个词，比较熟悉的有"二战"期间在日本广岛和长崎爆炸的原子弹造成的核辐射，2011

年发生在日本福岛核电站泄漏产生的核辐射，以及前苏联切尔诺贝利核电站爆炸事件导致的核辐射。这些核辐射事件导致了很多人死亡，存活者中许多人后来患了肿瘤，并造成了严重的环境污染。这些事件都令人心生恐惧，以至于有些人谈"核"色变。

放射治疗的射线和核辐射完全是两码事，首先它的辐射源与核电站或原子弹的不一样。其次，医疗上的放射线和放射源都是可控的，它的储存、应用都有严格的管理制度保证安全，不会对患者、操作人员以及公众产生类似核辐射的危险。此外，目前大多数肿瘤治疗中心应用的放射治疗外照射机器都是直线加速器，只有在接通电源的情况下才产生射线，而且这些射线受到非常好的控制，操作人员、公众都是非常安全的。当然，在需要接触这些射线时，操作人员会告诉患者防护方面的知识。所以，不必对放射治疗感到紧张和害怕。

160. 什么样的患者不适合放疗？

在以下两种情况下，医生会认为患者不适合**根治性放射治疗**：①患者的自身情况差，患者体能状况评分小于 60 分；②患者伴有不可控的严重的内科疾病，而且内科疾病本身比肿瘤对生命更具有威胁时，比如严重的心、脑血管疾病等。

161. 应用放疗根治肿瘤需要满足哪些条件？

放射治疗杀死肿瘤细胞，治愈肿瘤需要满足以下几个条件：①治疗的位置要准确；②照射肿瘤的放射剂量要足够；③照射肿瘤的放射剂量分布要好；④对身体正常的组织要有很好的保护。以上这几点也是放射治疗治愈肿瘤的基本原则，从放射治疗学科建立之初，专业人员就一直在努力的实现这些目标。但是，由于机器制造技术和计算机控制技术的限制，放射治疗经历了常规放射治疗技术，三维适形放射治疗技术，调强放射治疗技术和图像引导调强放射治疗技术等阶段。而且，这种进步是加速发展的，常规放射治疗技术已经有 100 多年的历史了，最近 20 年，后三种技术迅速发展，并且在世界范围内迅速推广。

162. 放疗可取代手术治疗吗？

放疗和手术同属局部治疗方法，也是治疗局限性肿瘤最有效的手段。但由于肿瘤的病因极其复杂，每种肿瘤的生物学特点也不尽相同，各种治疗方法的疗效也有差别，有些肿瘤应以外科手术治疗为主，有些肿瘤应以放射治疗为主，有些肿瘤则需以化疗为主。每位患者在被确诊时，肿瘤的病理类型、分化程度千差万别，肿瘤的早、中、晚期也各不相同，所以，在决定治疗方案时，需要综合考虑每位肿瘤患者的特点，分别采取不同的治疗方法，以求达到最佳的疗效。此外，患者的全身状况、求治意愿等对治疗方案的选择也有重要作用。因此，从整体上来讲，放疗取代手术的说法并不恰当，就食管癌而言，放疗不能取代手术。

放疗是目前治疗肿瘤的三大手段之一，单纯放疗能够治愈或者首选放射治疗的肿瘤有鼻咽癌、早期头颈部肿瘤、早期宫颈癌、早期前列腺癌等。对于非常早期的肺癌或者因为合并有其他内科疾病，不能耐受手术的早期肺癌，立体定向放射治疗可以取得和外科手术相同的疗效。鼻腔 NK/T 淋巴瘤也以放疗为主。

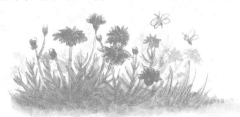

163. 用于治疗肿瘤的放疗技术有哪些？

用于治疗肿瘤的放射治疗技术大致分为常规二维放射治疗技术、三维适形放射治疗技术、调强放射治疗技术三类。

164. 常规放射治疗技术指的是什么？有哪些不足？

常规放射治疗技术，也叫二维放射治疗技术，已经应用了近100年，现在不发达国家以及我国的很多医院仍在使用。这种技术较为简单，直线加速器对其所产生的 X 射线的调控通过一对或两对准治器来实现，照射范围只能进行长和宽的调节，也就是说只能产生不同大小的长方形和（或）正方形**照射野**。而其定位技术也是采用常规模拟机，简单说就像拍胸部 X 线正、侧位片一样，将需要治疗的部位拍一张正面相和一张侧面相。在这两张定位片上，医生看到的肿瘤与周围组织的关系是由投影所构成的，真正的关系无法在放射治疗中体现。医生在这两张照片上将肿瘤和需要照射的范围画出来。但肿瘤生长的范围并不规则，而加速器产生的**照射野**只能是长方形或正方形，为了适应不规则形状肿瘤的治疗，放射治疗学家想出了用铅块挡掉不需要的射线的方法。由于只能在正、侧位两个方向上对**照射野**进行修饰，所以我们把它称之为二维照射技术。从临床实践结果来看，常规放射治疗技术可以治疗肿瘤，但是在杀灭肿瘤的同时，大量的正常组织也受到损害，导致了相应的放疗并发症，有些放疗晚期并发症甚至非常严重，对患者生活质量的影响比较大。同时，由于肿瘤形状的不规则，与正常组织器官有重叠，为了避免正常组织器官产生不能接受的并发症，有时不得不减少照射剂量，致使肿瘤组织无法获得足够的照射剂量而导致肿瘤局部控制率下降以及增加照射后肿瘤复发率。

165. 三维适形放射治疗技术指的是什么？有哪些不足？

CT模拟机以及相应的计算机技术的问世开创了三维适形放射治疗技术。所谓三维，就是通过CT模拟机扫描所需要治疗的部位，将获得的CT图像传输到治疗计划系统，在治疗计划系统中的CT图像上，将肿瘤和需要保护的正常组织一层一层的勾画出来，在同一层CT图像上，我们需要勾画所有的肿瘤组织和正常组织（这一过程通常被称作画靶区），对一个头颈部肿瘤来说，需要勾画的层面有上百层，每一层上又有好多种不同的结构需要勾画，需要医生花大量的时间才能完成。完成靶区勾画后，需要物理师重建图像，也就是利用计算机技术，把需要治疗的部位建成一个虚拟的人体图像，在这个图像上，可以从各个方向上观察肿瘤与正常组织的关系，有了空间的概念，所以我们称其为三维放疗技术。这个称呼还差了"适形"两个字，也就是说还需要作"适形"的工作，这就需要比二维放射治疗技术先进的加速器了。这种加速器控制X射线的设备由铅门准直器变成了多叶光栅，也就是说，加速器产生的射野形状使原来的只能是长方形或正方形变成了不规则的形状，这样就可以在三维方向上与本来就是不规则的肿瘤（照射范围）形状相匹配了，再通过计算机计划系统算出各个**照射野**需要的照射时间和照射剂量。因此，这种技术被称为三维适形放射治疗技术。由此看出，三维适形技术比二维技术复杂、先进，其对定位设备、加速器、放疗从业人员、治疗计划系统的要求大为提高。同时三维放射治疗技术由于适形度增加，使肿瘤能够获得所需的控制剂量，治疗肿瘤的疗效得以提高，对正常组织的保护也优于常规放射治疗技术。

与常规放射治疗技术相比，三维适形放射治疗技术是放射治疗的一大进步，但仍有一些缺陷。主要体现在以下几个方面：①我们通常把需要照射的范围划分为三个区域：肿瘤区域、肿瘤周围邻近区域和可能出现转移的区域。对这三个区域而言，需要照射的剂量是不一样的，三维适形放射治疗技术不能在同时给予这三个区域不同剂量，所以需要分三个阶段来完成，而后一个阶段均会对前一个阶段产生影响，这种影响对肿瘤治疗和正常组织保护都是存在的。②三维放射治疗技术的**照射野**方向的确定，只能由物理师和医生根据肿瘤和正常组织的相对关系以及治疗经验来确定，选择的照射方向可能不是最理想的。

166. 什么是调强放射治疗技术？

调强放射治疗需要高级计算机控制加速器的多叶光栅中的每一个叶片，在治疗过程中，这些多叶光栅的叶片可以独立运动，在一次治疗完成之后，可以同时给予不同区域所需要的不同剂量，这就是剂量强度调节，简称调强，适形在这个技术中是基本条件。有了能够做调强适形放疗的加速器，还需要解决**照射野**方向的问题，这需要功能强大的计算机计划系统，从各个方向上去计算，从中挑出最好的**照射野**方向，这叫逆向调强放射治疗计划，也就是说，我们先确定肿瘤治疗的剂量，让计算机帮我们选择治疗的最佳**照射野**的方向以及各个方向上最佳的剂量。由此可以看出，调强放射治疗技术比三维适形放射治疗技术要求更高，肿瘤所接受的照射剂量分布更加适形，更容易得到足够的控制剂量，同时对正常组织保护也更好，患者获益也更多。

167. 调强放射治疗有哪些优点？

调强放射治疗的优点体现在两个方面：①使得肿瘤受到的照射剂量能够尽可能满足控制肿瘤的要求；②能够降低对正常组织的照射剂量，使正常组织损伤减轻，有利于提高患者生活质量。不同的肿瘤从调强放射治疗中获益的程度并不相同，以上这两方面的权重也不一样，有时候会考虑让肿瘤接受的放射剂量多一些，有时候会考虑降低接受的放射剂量保护正常组织的价值更为重要一些，医生们会从患者的需求及肿瘤的具体状况出发综合考虑，目的就是使患者得到最好的疗效和最小的正常组织损伤。

168. 调强放射治疗为什么准备时间较长？

调强放射治疗技术先进，但也非常复杂，对设备、对医生都有很高的要求。调强放射治疗是非常精确的治疗，也就是说，哪里有肿瘤我们就需要照射到哪里。因此，医生要花大量的时间和精力去搞清楚哪里有肿瘤，这需要有高超的技术和丰富的知识。医生需要花时间对患者的病变部位的 CT、MRI 图像进行仔细地阅读、测量，看看肿瘤生长在哪个部位，破坏了哪些结构和组织。在明确了肿瘤的范围和淋巴结转移的状态后，医生要确定哪些地方需要照射和保护，这就是医生通常说的画靶区的工作，这个工作也是一个费时费力的工作。医生需要在患者的定位 CT 图像上画靶区，并在每一层上把需要照射的肿瘤组织，需要保护的正常组织都勾画出来，在一个层面上有时需要画十几种结构，这也需要大量的时间。在靶区勾画完成后，还需要物理师根据医生的要求设计出照射方案，也就是通常所说的放疗计划，这个过程中需要处理的参数有上万个，目前非常先进的计算机计算一遍也需要几十分钟的时间，而一个计划通常需要计算很多遍。例如，对高要求的计划，物理师会先对同一个患者做10个以上的计划，然后从中优选出最好的、最满意的计划再供医生评价和选择。在最好的计划被物理师和医生选中后，还需要在假人身上先检验一遍，进行剂量检查，看看是否真的如计划所显示的效果一样。这个过程叫计划验证，只有通过了验证的计划才能用来给患者实施治疗。

由此可以看出，调强放射治疗技术具有先进性和复杂性，就不难理解需要等待的时间较长了。只有把靶区画准确了，计划做好了，才能收到最佳的效果。

169. 放射治疗有什么流程？

放射治疗是一个系统工程，需要做大量的工作，一般把整个放疗过程分成三个阶段：第一阶段为准备阶段；第二阶段是放疗计划设计阶段；第三阶段是放射治疗的执行阶段。

准备阶段需要完成的工作：确定肿瘤分期，明确肿瘤范围。做好放疗前准备工作，如头颈部放疗前需做口腔处理，肿瘤合并有感染者也需要控制感染，如全身应用抗生素或者局部双氧水漱口等。如果有其他影响放疗的合并症也需要先治疗纠正。

计划设计阶段：完成患者CT模拟定位，靶区勾画和放疗计划的计算，放射治疗计划的验证。

放射治疗的执行阶段：放射治疗开始执行，每周需要进行治疗位置是否正确的验证并对患者的肿瘤和正常组织进行检查，观察疗效，如有反应给予相应的处理。

170. 什么是放疗的定位和 CT 模拟定位?

放射治疗利用射线杀死肿瘤，非常重要的是需要知道肿瘤在身体的哪个部位，周围有哪些组织结构，他们和肿瘤组织的相对位置关系，其中哪些是非常重要的，是必须要保护的。患者采用什么样的体位比较舒服，而且合适放射治疗的要求，用什么方法固定能够保证患者在每次治疗时的位置一致。了解这些内容的过程就是定位的过程。定位方法有两种：一种是常规模拟机定位，一种是 CT 模拟机定位。常规模拟机定位获得的是患者需照射部位的正、侧位影像；而 CT 模拟定位获得的是患者需照射部位的断层图像，再经过计算机处理后，可以获得整个需照射部位的三维立体图像，非常逼真的还原肿瘤和周围组织的关系。现在大多数放疗中心采用 CT 模拟定位。

171. 什么是放疗的靶区勾画?

调强放疗的靶区勾画是确定哪里是肿瘤、哪里是肿瘤比较容易侵袭的部位、哪里是可能侵袭和转移的部位、哪些组织和结构是必须重点保护的、哪些组织是需要尽可能保护的、哪些组织因为肿瘤的关系必须和可能要损伤的一个临床思考和决定过程。这个过程最能体现医生的水平和临床经验，是决定治疗成败的关键，所以医生通常会在这个环节花费很多的精力和时间，反复比对 CT 和磁共振成像以及内镜检查和临床查体的情况，仔细斟酌，确保不遗漏肿瘤和尽可能保护正常的组织。

172. 什么是放疗计划设计？放疗为什么要做计划设计？

简单地说，放疗计划就是物理师或剂量师设定如何利用射线来满足医生规定的靶区和正常组织所接受的剂量要求的过程。

放射治疗计划尤其是调强放射治疗计划的设计是一个非常复杂的过程。需要从业人员有非常丰富的经验和先进的计算机计划系统。现在的计划系统大多是逆向设计计划，在强大的计算机系统的辅助下，制定出最优的计划，最大限度地满足对肿瘤照射剂量的要求和对正常组织的保护。

173. 什么是术前放疗或术前同期放化疗？

有一部分肿瘤体积较大（通常叫局部晚期），有些肿瘤的生长部位影响实施手术，尽管能够手术切下来，但往往会出现手术切缘离肿瘤的安全距离不够，或者是组织缺损非常大，严重影响患者的美容、外观及重要功能，如说话、吞咽食物、看东西等。对于这些情况，肿瘤综合治疗组会提出讨论，利用放射治疗能够使肿瘤缩小甚至根治肿瘤的功能，先行放射治疗，达到缩小肿瘤，提高手术切除率。放射治疗能够降低肿瘤细胞活性，减少手术中肿瘤细胞种植的机率，提高生存率，提高器官功能保全机率。

近些年，化疗的作用在某些肿瘤中得到重新认识和评估，比如说头颈部鳞癌、食管癌、肺癌、宫颈癌等，术前同期放化疗比单纯术前放疗可能更好些。是否实施术前放疗或术前同期放化疗需要视具体肿瘤情况而决定。

174. 癌症患者手术后多长时间进行放疗是最佳时机？

癌症患者手术后需要进行放疗的最佳时机一般在术后 4～6 周，一般不宜超过 8 周。由于放射治疗前需要了解手术后的情况，需要复查，一般需要 1 周左右的时间，住院或者门诊收治后，放射治疗准备还需要 1～2 周（不同疾病需要的时间不一样，头颈肿瘤需要较长时间）。因此，术后恢复快的患者，在术后 2～3 周应该到放疗科就诊，安排治疗相关事宜，以免耽误治疗。如果有些患者由于术后出现一些并发症或者恢复较慢，延误时间会长一些。

175. 放疗前患者需要做哪些心理准备？

放射治疗是一个相对较长的过程，患者在治疗前需要做的心理准备有几点：①需要患者树立起战胜疾病的信心，如鼻咽癌对放疗敏感，目前治疗效果非常理想，要相信在医生努力和自己的配合下，一定能够治愈；②需要患者调整好心态，有的患者得知自己患病后，非常恐惧，这样对治疗疾病百害而无一利，因此，在治疗前，一定要放宽心，坦然面对，积极配合治疗；③需要患者构筑好克服困难的心理准备，放射治疗过程中会出现一些不良反应，这是机体对外来刺激的生理反应，医生也一定会想最好的办法把不良反应发生率和严重程度降到最低，完全有办法让患者完成治疗。

176. 放射治疗对患者的着装有什么要求吗？

为了减少对照射区域皮肤的摩擦和刺激，建议您放疗期间穿柔软、宽松、吸湿性强的纯棉类内衣；避免穿粗糙及化纤类衣物。头颈部接受放疗的患者，上衣最好穿无领开衫，便于穿脱，不要穿硬领衬衫，男士不打领带，以减少对颈部皮肤摩擦。

177. 糖尿病会增加放疗的风险吗？怎么应对？

糖尿病是一种常见病。很多患者在诊断癌症时合并有糖尿病，有的已经有几年糖尿病病史了，有的是初次发现患有糖尿病。那么，糖尿病会影响放疗疗效吗？会增加放疗副作用吗？

一般不会影响放疗疗效。首先，糖尿病是能控制的，好多患者患有多年糖尿病，但一直控制得很好。即使是初次发现患有糖尿病，也有办法把血糖控制在正常范围内。所以，合并有糖尿病的癌症患者不必担心。

伴有糖尿病的患者正常组织对放疗要敏感些，可能放疗反应要稍微重一些。医生在治疗过程中会密切关注患者的反应，给予积极的处理，保障患者能够顺利完成治疗。

有血糖仪的患者，可以增加监测血糖的次数和频率，及时了解血糖控制情况，并告诉医生，协助控制好血糖。

178. 放疗过程中会出现哪些身体反应？

放射治疗过程中，身体出现的反应有全身反应和照射局部反应两种。全身反应包括恶心、食欲下降、疲乏，有时候会导致血象的下降。局部反应则与照射部位有关，包括照射部位的皮肤反应，不能一概而论，具体病变不同，照射范围不一样，患者身体情况差异出现的反应也不一样，轻重程度也不一样。如照射头颈部会出现口干、口腔黏膜溃疡、吞咽疼痛；照射胸部可能会导致肺炎、气管炎、食管炎等；照射腹部会出现恶心、呕吐、腹痛、腹泻等症状。

179. 放疗中营养支持为什么特别重要？需要忌口吗？

放射治疗时间长，照射的组织多，特别是口腔黏膜、咽部的黏膜比较娇嫩，头颈部放疗过程中会出现黏膜炎，导致口腔疼痛，吞咽疼痛，严重影响进食，导致体重下降，胸部肿瘤放疗时会出现食管炎，腹部肿瘤放疗时会出现腹泻等症状，同时放射治疗的全身反应还有食欲下降，这些情况会使患者吃不下饭或者营养吸收不好，会导致营养不良。营养不良的危害非常大，主要有几个原因：①由于进食减少，营养供应不够，身体合成红细胞、血红蛋白的原料减少，出现贫血；继而会引起血液运送氧气的能力下降，肿瘤会因此而缺氧，而缺氧的肿瘤细胞对放射线非常抗拒，影响疗效；②由于营养不良，身体抵抗力下降，易患感染、感冒等，会出现发热甚至高热，需要中断放疗，影响疗效；③身体抵抗力和免疫力下降后，抵御肿瘤细胞侵袭的能力下降，容易出现远处转移，总体治疗效果下降；④由于营养不良，会出现体重下降，造成肿瘤与周围健康组织的相对关系发生改变，导致肿瘤和正常组织的放疗剂量与事先计划的剂量不一致，使肿瘤控制率下降或正常组织损伤加重。因此，接受放射治疗的患者在治疗过程中以及治疗后一段时间（急性反应恢复期）的营养支持非常重要，患者一定要克服困难，尽可能保持体重不下降。

放疗过程中，对食物的种类没有特殊要求，以**高蛋白、易消化和易吸收的食物**为主，一般忌食辛辣食物，对头颈部、胸部、特别是食管等部位的癌症患者，食物要求软，不宜吃带骨和坚硬食物，以免损伤口腔或食管黏膜，加重放疗反应等。

180. 放疗过程中为什么要进行中期疗效评价？

肿瘤放射治疗的疗效与几类因素有关系，第一类是肿瘤本身的因素，比如肿瘤病程的早晚、肿瘤生长方式、破坏了哪些结构。与重要的组织（如脑干、脊髓、视神经）等的关系，肿瘤对放射治疗和化学治疗的敏感性等。第二类是患者因素，比如患者的身体强壮与否、年龄、有没有合并症、能不能耐受放射治疗。第三类就是治疗相关因素，比如治疗的位置准确与否、剂量是否足够，另外就是放射治疗是否有调整的可能。

肿瘤治疗了一段时间，根据肿瘤缩小的情况可以帮助判断是否敏感，为了保证调整及时可行，中期复查就显得非常重要了，在放射治疗4~5周时进行中期检查，能够帮助确定是否需要调整单次剂量，甚至能够帮助提前判断治疗结束时是否有可能有肿瘤残存，是否需要增加照射剂量。

还有一种情况，肿瘤在治疗前非常大，而且对放射治疗比较敏感，从每周1次的体格检查中能够初步看出来，这种情况更有必要进行中期疗效评价，甚至更早些时候的疗效评价。根据具体情况做适当调整，可以帮助更加准确的照射肿瘤，更好的保护正常组织，使患者得到更好的疗效和高品质的生活质量。

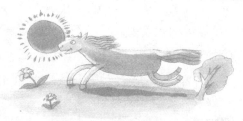

181. 怎么自我检测放射治疗的效果？

对患者来讲，最关注肿瘤对放射治疗是否敏感，治疗效果好不好，在治疗过程中，有没有办法自我检测疗效呢？让自己心里有底呢？

对不同的肿瘤，患者能够自己判断的程度是不一样的，对看得见、摸得着的比较好判断。对那些位置深、查体看不到的肿瘤，自我判断比较难。患者可以用以下方法试着帮助判断效果，当然最终的判断仍然需要医生来决定。

最主要的是根据症状的变化来判断是否有效，也就是说，患者是因为什么原因去医院看病的，这些原因在治疗后有没有变化，如果有变化，说明治疗起作用了。如患者是因为鼻涕带血来看病的或者合并有鼻涕带血，治疗后，鼻涕带血减少或消失了，说明可能有效了。有的患者是因耳鸣、听力下降来看病的，治疗后耳鸣好了，听力恢复了，说明治疗有效了。鼻子堵的患者，治疗后通气了，不堵了。有头疼的患者，头疼减轻了或者消失了，看东西时的双影没有了，脖子上的包块明显小了等，都能反映治疗有效。可以根据这些来判断，每一点进步和改善，患者能够体会、了解，增强治疗的信心。当然，具体疾病需要具体分析。

182. 放疗期间如何保护皮肤？

放疗期间可通过以下几方面保护好**照射野**皮肤：①要保持**照射野**皮肤清洁、干燥，减少物理及化学性的刺激；可用清水温和的清洗；不要用碱性肥皂，更不能按摩和用力揉搓；避免使用酒精、碘酒、胶布及化妆品；避免冷、热敷的刺激；②充分暴露照射部位的皮肤，不要覆盖或包扎，如出现瘙痒，不要抓挠，避免人为因素加重反应程度，医生会根据具体情况指导用药；③当皮肤出现脱皮或结痂时，请不要撕剥；剃毛发时，使用电动剃须刀，避免造成局部损伤。

183. 放疗后皮肤和黏膜反应还会持续多久？

照射部位涉及皮肤和黏膜的放疗，如头颈部肿瘤、食管癌、肺癌、胃肠道肿瘤等的放疗，放疗期间及放疗后患者通常会出现皮肤反应和口腔、食管、胃肠道黏膜反应，在治疗结束后可能是比较严重的时候，放疗结束后还会持续多长时间呢？

有两个非常重要的因素会影响这个时间：①黏膜溃疡的范围和深度：放疗结束时如果黏膜溃疡范围较大，疼痛比较明显，如果是Ⅲ度的黏膜反应，持续的时间会在2周以上；②是否合并同时的化疗：现在局部晚期鼻咽癌放疗时大多合并同期化疗，同期化疗的第三疗程通常在治疗的最后3天才完成，治疗结束时它对黏膜的损伤还尚未完全体现出来。另外，放疗同期合并化疗的患者黏膜的反应程度比单纯放疗重。所以，同期放化疗患者在治疗结束时可能最严重的黏膜反应还未表现出来，在治疗结束后2周仍然是比较严重的时候，一般需要1个月甚至更长的时间才能好转，在这段时间里，需要按照在治疗期间一样注意口腔黏膜和皮肤的护理。

184. 放疗的不良反应可以预防和减轻吗？

放疗的不良反应分为早期反应（急性反应）和晚期并发症，与照射的部位、剂量的大小、照射范围以及是否联合同期化疗有密切关系。

　　放疗的不良反应与手术后会在皮肤上留下瘢痕、接受化疗时会有相应的不良反应一样非常常见，是机体对外部刺激的一种正常反应，并不奇怪，不必紧张，也并不那么可怕。放疗医生在给患者治疗时，除了追求最佳的控制肿瘤效果外，同时也会特别关注降低放疗不良反应、提高患者的生活质量。通常会采取先进的放射治疗技术，准确设定治疗范围，对正常组织加以很好的保护，使不良反应发生的机率和严重程度降至最低。在治疗过程中，也会给予相应的处理和支持治疗，减轻放疗的不良反应。以期保证绝大多数患者能够顺利完成放射治疗。

185. 癌症患者放疗期间怎么应对合并症？

　　有些癌症患者可能会合并其他疾病，如心脏病、高血压、甲状腺功能亢进、糖尿病等，这些合并的疾病多是常见病，都有办法控制，患者不必紧张。得到良好控制的这些合并症，不影响癌症的放射治疗。癌症治疗中医生会关注这些疾病的控制情况。作为患者，不要忘了服用治疗合并症的药物，并及时向医生反应变化情况。

186. 放疗期间白细胞计数减少怎么办？需要停止放疗吗？

　　放疗期间白细胞计数减少的情况比较常见，但多数患者白细胞计数减少的程度都比较轻微，而且减少过程也比较缓慢，对治疗的影响较小。还有些患者在放疗前或者放疗期间同时接受化疗，这种情况下对血象影响作用较大，有时会出现Ⅲ～Ⅳ度的骨髓抑制，白细胞计数可能会减少到一个比较低的水平。这种情况下，医生会给予药物治疗，患者也要加强营养供给，尽快恢复白细胞、血小板的水平，纠正贫血等。

如果血液学毒性达到Ⅳ级，应该停止放疗，尽快恢复，同时避免感染。

187. 放疗期间如果机器坏了，放疗中断会影响疗效吗？

肿瘤放射治疗的安排是周一到周五连续治疗 5 次，周六、周日休息，这是有计划的安排。这样的安排有几个好处：第一，肿瘤组织受到连续 5 次的放射治疗后，能够累积足够的杀伤作用；第二，休息两天，正常组织的损伤得以修复，正常组织的修复能力和恢复速度比肿瘤组织要强和快，休息两天再开始新的一轮治疗；第三，在休息的两天内，治疗的机器得到很好的检修，保证良好的性能。

治疗中要尽可能避免治疗的中断，要避免一切不是计划需要的治疗中断，尤其是口腔反应重的时候。为什么呢？主要是非计划的中断治疗，会导致总的治疗时间延长，这种治疗时间的延长会导致肿瘤局部控制率的下降，主要原因是肿瘤具有这样的特性：在肿瘤细胞杀死到一定程度时，肿瘤细胞会出现比原来生长速度更快的情况，医学上叫肿瘤细胞的加速再群体化（曾称加速再增殖）。这个时间点大多在放疗开始后的第 21 天以后，而这个时间也是患者出现口腔黏膜炎，引起咽痛，影响进食或者其他副作用出来的时候，有的患者希望能够停一停放疗，待症状减轻点再治疗，但来自医生的建议是不要中断放疗，在积极处理这些副作用的同时，坚持按计划完成放疗，以保证疗效。

加速器有出现故障的时候，特别是夏天，加速器故障率会增加；有时候会赶上国庆、春节等长假，这些都有可能导致治疗的中断，为了避免这些情况导致的非计划性治疗中断，医院可以采取机器小故障当时修，中等故障不过夜，大故障周末和节假日加班等办法，将对患者治疗中断的影响降到最低，确保治疗质量。

188. 患者在放疗期间可以洗澡吗？

如果病情允许，放疗期间是可以洗澡的。但要注意水温不能太热，选用温和无刺激的浴液。照射区皮肤不要用力搓揉，保持清洁、舒适，维持皮肤完整性。

特别提醒注意：医生在放疗定位时，会用皮肤墨水在患者的皮肤上画上标记线，以确保每次放疗定位的准确。所以这个标记非常重要，一定不可以擦掉！如果标记变浅或模糊，请及时告诉主管医生，由医生标画清晰，切勿自己尝试描画。

189. 放疗期间的患者能和亲人接触吗？

肿瘤不是传染病，不会传染给周边的人。体外照射的放射线以及**后装放疗**的放射线不在患者体内存留，也不会发生辐射污染。接受放疗的患者可以和亲人接触，而且和亲人在一起，会让患者感受到亲情，充满温暖，增加战胜疾病的信心。

190. 放疗后什么时候复查？复查时需要查哪些项目？

肿瘤患者接受治疗后对复查有些具体的要求，一般放疗后 1 个月复查，观察肿瘤消退情况和正常组织恢复情况，以后 2 年内每 3 个月复查 1 次，2 年以后每半年复查 1 次，5 年以后每 1 年复查 1 次。有症状复发或异常情况出现时，应及时到医院进行复查。

复查的项目与治疗时的检查项目基本相同，食管癌患者需要的项目包括胸部 CT、食管镜、食管钡餐造影、颈部、腹部超声及血常规、肝肾功能和肿瘤标志物等血液检查，必要时可能需要进行食管腔内超声、脑磁共振成像、骨扫描等检查。

191. 放疗期间需要使用治疗辐射损伤的药物吗？

放疗期间可能会发生放疗所致的急性反应，如皮肤损伤、食管炎等，**辐射损伤**保护药物能在一定程度上保护正常组织和器官，对于患者坚持完成整个疗程有帮助。目前治疗**辐射损伤**的药物较少，有些药物会具有减轻放疗损伤的作用，可以考虑适当使用。但由于不同疾病照射部位不一样，损伤的类型和机制也有差别，需要具体疾病具体分析，需要咨询患者的主管医生。

192. 什么是热疗？什么情况下需要做热疗？

简单地说，热疗就是通过各种加热技术和方法，使肿瘤组织温度升高到一定程度，达到杀死肿瘤细胞的目的。现在局部热疗的方法主要是微波热疗仪。

热疗有局部热疗、区域热疗以及全身热疗。热疗主要的作用机制是利用热能使肿瘤细胞的蛋白质变性，肿瘤细胞丧失功能而死亡，同时，研究还表明，肿瘤内乏氧细胞对热疗比较敏感，而对放疗比较抗拒，放疗联合热疗可以提高乏氧细胞的杀死率。热疗通常需要和其他治疗如放疗和（或）化疗联合应用，才能较好的提高疗效。

193. 食管癌患者需要放疗吗？

放疗是局部治疗手段，可用来消灭和根治局部原发肿瘤或转移病灶。放疗可以单独治疗食管癌，也可以协同手术或化疗治疗食管癌。对于早期食管癌，手术仍是基本的治疗方法，放疗主要用于不愿手术或因严重的心肺等内科疾病不能耐受手术的患者；对于不适合手术的局部晚期食管癌或局限于区域淋巴结的转移性病变，放疗是主要的治疗手段；对部分手术后的食管癌患者，放疗能够降低手术部位复发率，提高生存期；对于有广泛转移的食管癌，姑息性放疗主要用来缓解患者肿瘤相关的症状，如缓解进食困难，提高生活质量，并在一定程度上延长患者生存期。

194. 食管癌对放疗敏感吗？

食管癌根据上消化道造影（钡餐造影）的影像片可以分为五个类型，不同的类型对放疗敏感性不同。腔内型和蕈伞型对放疗敏感，髓质型次之，溃疡型和缩窄型相对不敏感。具体分型可以咨询接诊医生。

195. 食管癌患者手术后什么情况需要做放疗？

不是所有食管癌手术后都需要放疗，术后病理提示有淋巴结转移或侵袭肌层的放疗才可能对患者有好处。大量研究资料显示手术后多数患者在 2 年内因肿瘤复发、转移而失败，食管癌根治术后预防性放射治疗能提高Ⅲ期患者或有淋巴结转移患者的生存率，降低放疗部位的复发率，且不增加吻合口狭窄的发生率，故推荐对Ⅲ期和有淋巴结转移者，术后应进行预防性放射治疗并能使部分患者受益。建议术后咨询放疗科医生是否需要术后放疗。

196. 食管癌患者手术后需要做同步放化疗吗？

术后同步放化疗作用至今仍未确定。若术后病理提示有淋巴结转移或肿瘤有残存，患者一般身体状况较好，建议做同时的放疗和化疗；若既往做过化疗，身体情况估计不能耐受化疗的，可做单纯术后放疗。是否同时做化疗最终需要评估后确定。

197. 食管癌患者术前放疗或同步放化疗有什么作用？

临床研究显示术前放疗或术前同步放化疗可以提高手术切除标本无瘤率，与单纯手术相比，术前放疗或同步放化疗显著改善了患者的局部控制率和长期生存率。有些人担心术前放疗或同步放化疗毒副作用大，会增加手术风险，但是临床证据显示这种担心是多余的，术前同步放化疗并未增加患者的手术难度及感染率，也不影响术后伤口愈合。所以术前放疗或放化疗联合手术的综合治疗，理论上成为提高食管癌疗效的最佳模式。

198. 食管癌患者手术以前在什么情况下需要做放疗或同步放化疗？

对于可手术的食管癌患者可以采用术前同步放化疗方法。对可手术与不可手术之间的患者，可以做术前放疗或放化疗，放化疗后再次评估能否手术。手术前是否需要放疗，最好咨询手术医生和放疗医生共同决定，制定好整套综合治疗方案。

199. 不能手术切除的食管癌在什么情况下可以做根治性放化疗？

对于不能手术切除的食管癌，若患者身体状况较好，心肺功能正常，建议行同步放化疗。同步化疗可以提高放疗的敏感性，杀死潜在转移的病灶，增加疗效。同步放化疗后大部分患者进食状况可以得到改善，生活质量得到提高。

200. 食管癌患者在放疗期间可以联合靶向药物吗？

目前还没有充足证据显示靶向药物联合放疗治疗不能手术的食管癌优于单纯放疗，但有一些探索性的研究结果显示靶向药物可以提高治疗食管癌的疗效，延长患者生存期。由于靶向药物毒副作用相对较轻，对于不能耐受化疗或拒绝化疗者，经济条件允许的话可以在放疗时联合靶向药物治疗不能手术的食管癌。

201. 食管癌患者放疗后需要继续做化疗吗？

放疗后需不需要做化疗，由患者的病情和疗效决定。建议放疗后1个月携带各项复查结果咨询肿瘤内科医生，由内科医生综合判断是否需要化疗。

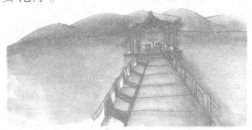

202. 什么样食管癌患者适合腔内放疗？

腔内放疗不适合很大的肿瘤，仅适合最大外缘浸润深度 ≤1.5cm的肿瘤，否则达不到有效剂量。所以腔内放疗仅作为体外放疗的补充手段，能否做该项治疗需咨询放疗科医生。目前腔内放疗技术成熟，治疗时间较短，一般不会让患者感受到太大痛苦。

203. 早期食管癌患者可以接受放疗吗？

若确诊为早期食管癌，且患者年龄大、心肺功能差或拒绝手术，可以选择放疗。有研究结果显示早期食管癌无论手术还是放疗都能取得较好的疗效，应该积极治疗。

204. 食管癌患者放疗前需要做些什么准备？

放疗有一整套流程，疗前一般需要经过定位、勾画靶区、设计计划、科查房、校位等程序，一般需要5~10个工作日。

205. 放射治疗食管癌一般需要多长时间？

一般一个放疗疗程需要6~7周时间，包括放疗前准备1周，连续放疗5~6周。每周放疗5次（周一至周五），每次8~10分钟。

206. 治疗食管癌的放疗技术都有什么？疗效有差别吗？

目前放疗技术有较为先进的调强适形放疗和相对落后的常规放疗。多个临床研究结果显示前者疗效优于后者，但治疗费用也明显高于后者。

207. 放射治疗食管癌会产生哪些并发症？

最常见的包括放射性食管炎，表现为吃饭时咽下饭食后胸部正中疼痛，特别是吃干的或较硬食物时，严重的不进食也疼痛；放射性肺炎，表现为咳嗽、咳白痰或黄痰、发热、胸闷、憋气等，合并感染时白细胞计数常会增多超过正常；还会有食欲下降、乏力、白细胞计数减少等情况出现。

208. 食管癌患者放疗前或放疗期间吃不进东西怎么办？

吃不进东西一般是由于肿瘤过大或肿胀堵塞了食管腔或肿瘤侵及神经导致吃东西或饮水呛咳。可以在内镜引导下放置一根鼻饲营养管进入胃里，通过营养管注射流食或营养液来提供营养；若食管已经完全堵塞，应行静脉输液补充营养，并尽快开始放疗。

209. 若放疗前植入了营养管影响放疗疗效吗？

营养管是特殊材料制作，经过科学计算，它对射线的物理参数没有影响，因此食管里放入营养管不影响放疗疗效，而且，由于植入了营养管，营养供应得到了保证，患者身体情况会改善，抵抗力会增强，有提高疗效的作用。

210. 食管癌患者放疗前出现胸痛、发热该怎么办？

放疗前胸痛、发热除外心肺的疾病后，一般是由于食管肿瘤较大形成了溃疡或侵及神经导致的，这种情况一般先进行抗感染（消炎）、输液并给予止痛药物，这样能控制局部炎症并缓解疼痛；对于有穿孔风险的应禁食水，植入营养管补充营养。

211. 放射治疗有什么不适？

放射治疗本身毫无痛楚，每次治疗时间约 10 分钟。在放疗前，治疗技术员会为患者进行治疗摆位，患者要尽量放松。当治疗摆位确定后，患者会单独留在治疗室内接受放疗。治疗进行期间，技术人员会在隔壁房间，通过闭路电视小心观察情况。如有需要（不适症状如憋气、心慌等），患者可以通过对讲机和技术员通话；如果体位固定后讲话不方便，可以将腿抬高或举起手臂等动作，技术员会立刻来帮助。

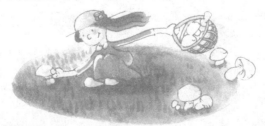

212. 患者在放疗期间外出应注意什么？

因照射区皮肤非常敏感，尽量避免强烈的阳光曝晒，患者在外出时应注意防晒（戴帽子、遮阳伞）；天气寒冷外出时请注意保暖。放射治疗后照射区域的皮肤会比以前脆弱得多，需要长期特别呵护。

213. 照射区域可以贴膏药吗？

照射区域禁忌贴膏药，否则在揭去膏药时会造成局部皮肤的破损，严重的话可能不得不中断放疗。

214. 照射区域的皮肤可以热敷吗？

患者放疗期间，其照射区域的皮肤是不能热敷的，因为皮肤的**辐射损伤**表现与灼伤有相似之处，热敷将会加重皮肤的损伤。

215. 颈部放疗的患者能戴围巾吗？

放射治疗区域的皮肤最好的护理是暴露。尽量不围围巾，如果冷天去户外时，可以临时使用，并且要选择非常柔软的、丝滑的围巾，回到室内后就不要再戴围巾了。

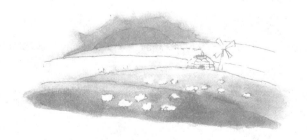

216. 可以用手按摩照射区的皮肤吗？

在治疗期间，颈部或照射区域是不能进行按摩的，这样会加重局部的皮肤反应。治疗结束后按摩也需等照射区域的皮肤完全恢复后，并在医生的指导下进行。在有肿瘤残存的区域是禁止按摩的。

217. 照射区域皮肤会有哪些变化？

放疗期间，照射区域皮肤因射线影响会出现一定的放疗反应。其反应程度与照射剂量、照射面积、部位及个体差异等因素有关。一般在放疗开始 2~3 周出现，接受治疗范围的皮肤会变红，情况和晒太阳后反应一样；皮肤出现干燥、发痒、轻微红斑，毛发会有脱落。随放疗继续，症状会逐渐加重，如色素沉着、**干性脱皮**、红斑区皮肤疼痛；部分患者发展为皮肤皱褶处出现湿性脱皮。不过，患者不用担心，在放疗开始前，医护人员会介绍照射区域皮肤保护的相关知识。

218. 对放疗期间患者的服药和饮水有什么好建议？

（1）放疗期间应多饮水，每日最好在 2000ml 以上，有助于体内代谢废物的排出。可以将水果、蔬菜榨汁饮用。

（2）进餐及服药前、后，饮少量温水润滑口咽和食管，以免药物或食物粘贴咽部或食管表面。吞咽片剂有困难时，可以将药片研成粉剂后用水冲服。

（3）如果患者正在服用某些药物（包括中药和保健品），应向主管医生汇报，放疗开始后是否需要继续服用，请听从放疗医生的建议。

219. 放疗会引起脱发吗？

头颈部患者，接受放疗范围内的毛发会有脱落，通常在治疗开始1~2个星期后逐渐出现；因病变部位、采用的照射技术和个体差异，脱发的表现也不尽相同，大部分脱发只是暂时的，不用担心，一般治疗结束后毛发会逐渐生长，部分患者也会表现出局部头发不长。

220. 放疗期间为什么要经常称体重？

头颈部放疗的患者由于疾病本身以及放、化疗反应，而影响进食或进食质量明显下降，首先表现的是体重下降。体重下降可能预示着营养摄入不足，有可能导致贫血、低蛋白血症等直接影响治疗效果的情况出现；另外，体重下降对治疗的精度也有较大的影响，特别是做调强适形放射治疗的患者，要求的精度非常高，体重下降导致固定效果变差，也会影响治疗效果。所以，如果出现体重下降，患者应该注意饮食结构，不能只吃素和淀粉类食物，这样会使情况恶化。

221. 放疗期间可以进行体育锻炼吗？

放疗期间患者可以参加适度的体育锻炼。对于身体状况不太好的老年人，因为本身肿瘤导致的营养不良及心肺功能下降，治疗期间以休息为主，不建议运动，仅少量活动即可；如果身体情

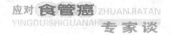

况较好，可以适当运动，但不要过度劳累，以免影响治疗。

222. 食管癌患者在放疗期间不想吃饭怎么办？

随着放疗次数的增加，可能会出现食欲下降，不想吃饭，这时为了保持体重不下降，可以口服营养液保证所需能量，并适当活动，改变饭菜做法和口味，辅以甲地孕酮等药物改善食欲。

223. 食管癌患者在放疗期间出现干咳该怎么办？

放疗期间出现的干咳一般为放射线导致的气管反应，多为刺激性干咳或痰不易咳出。较轻的患者无需处理，较重的可给予止咳药、化痰药或行雾化吸入治疗帮助排痰。

224. 食管癌患者在放疗期间出现吞咽疼痛该怎么办？

吞咽疼痛一般出现在放疗 10 次后，放射线会导致食管黏膜充血、水肿、渗出及糜烂。出现吞咽疼痛后首先不要紧张，这不是病情加重的表现，只是放射性食管炎，应该及时告诉主管医生，对症处理。若疼痛较轻，可给予表面麻醉液或乳白鱼肝油等，进食前小口服用保护食管；重者可给予镇痛药物并行静脉补充营养、消炎止痛。放疗结束后吞咽疼痛一般都会逐渐消失。

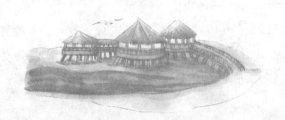

225. 食管癌患者接受放疗后吃不进饭是怎么回事？

放疗刚结束短期内吃不进饭可能是由于肿瘤未完全消退或放疗所致食管黏膜水肿，吃饭时胸部食管疼痛而影响进食。若是放疗结束较长时间后逐渐出现的吃不进饭，从正常进食逐渐转向进半流食或流食，有可能是放疗后局部食管变硬弹性差，管腔狭窄导致；也有可能局部食管癌复发，所以应及时到医院复查。

若是放射性食管炎所致，可消炎、消水肿、输液处理，慢慢可以恢复进食；若是局部食管癌复发，则请各科医生会诊行复发后再次治疗；若是放疗后管腔狭窄所致，可以植入营养管鼻饲饮食或行胃造瘘或放入食管支架将狭窄部位撑开。

226. 食管癌患者接受放疗后出现咳嗽、咳痰、憋气、发热该怎么办？

可能是出现了放射性肺炎，应及时就医检查，若确诊了，需要消炎、输液、联合激素治疗；也有可能出现了食管气管瘘或食管纵隔瘘，导致食物进入气管或纵隔引起相关症状，若确诊了，需要禁食水，消炎、输液、抗感染治疗。

227. 食管癌患者接受放疗后鼻饲管什么时候可以拔出？

一般的肠内营养管在食管内可放置2个月左右，放置时间过长会增加感染机会且管子会逐渐变硬，增加拔出难度和出血风险。因此，放疗后若患者能进半流食、软食，如面条、鸡蛋羹，并且进食逐渐改善中，可以将管子拔出；若进食差，仅能进少量流食可到医院更换营养管。

228. 放疗结束后还需要继续使用放疗辐射损伤保护的药物吗？

患者在放疗结束后一段时间内需要继续使用放疗**辐射损伤**保护的药物。患者在进行放疗后，放射线的体内作用将要延至放射治疗后 2~3 个月，放疗急性反应才能大部分消退（如皮肤黏膜损伤、**骨髓抑制**、软组织及内脏损伤等），而此时潜伏的晚期损伤正在酝酿（如胃肠系统损伤和脊髓损伤等），大约 6 个月开始出现。从放射治疗防护作用上考虑，患者最好能在放疗结束后再使用一段时间（3~6 个月）治疗**辐射损伤**的药物，使之继续发挥作用，使早期反应尽快消退，同时尽量避免晚期损伤发生。

229. 食管癌患者放疗后能解决吃饭问题吗？

对于大多数患者，放疗后肿瘤都有所消退或完全消退，能够在一定程度上解决吃饭问题（能吃半流食或软食）。但有少数患者对于放疗不敏感或出现食管瘘或食管穿孔，放疗后仍不能改善进食状况，仍需要营养管或静脉输液补充营养。

230. 对不能手术的食管癌患者通过放疗能改善声音嘶哑吗？

食管癌导致的声音嘶哑（手术前即有）一般是由于肿瘤直接侵犯到了神经或者转移的淋巴结压住了神经导致的。由于神经的再恢复能力差，因此，放疗后只有少数患者有不同程度的声音改善，大部分患者声音嘶哑不易恢复。

231. 放疗能改善因手术导致的声音嘶哑吗？

手术后出现的声音嘶哑一般是由于手术中损伤了控制发声的神经，放疗不能使神经恢复，因此，放疗不能改善手术导致的声音嘶哑。

232. 食管癌患者放疗后胸前、背后皮肤变黑了怎么办？

放疗后胸前、后背皮肤变黑是放射线导致的皮肤反应，一般表现为色素沉着、颜色加深，对生活没有影响，严重的会有皮肤破溃，疼痛，甚至感染。放疗期间可以用油性药膏涂抹照射区皮肤，对于已出现皮肤破溃的患者，建议咨询放疗科医生行对症处理。

233. 怎样评价放射治疗食管癌的疗效？

近期疗效一般在放疗后 1 个月评价，客观指标（肿瘤大小）采用胸部 CT 和钡餐造影检查进行评价，分为肿瘤完全缓解（CR），部分缓解（PR），无缓解（NR）；另外，部分患者通过进食的改善与否可以间接判断肿瘤是否消退，如放疗前仅能进流食，放疗后可以进软食，则说明肿瘤明显消退了。

234. 食管癌放疗后还会复发转移吗？

中晚期食管癌本身是一种难治愈的疾病。即使做根治性手术治疗后，也有可能发生复发转移，单纯放疗后也有部分患者会出现复发转移，这也是所有恶性肿瘤的共同特点，所以放疗后要定期复查，监测疗效，及时发现复发转移。出现复发转移并不可怕，还有很多方法进行挽救性治疗。

235. 食管癌放疗后复发了该怎么办？

放疗后复发不要轻易放弃治疗，应该积极就诊。从以往的研究报道结果来看，复发后仍有机会行手术治疗或再次放疗或化疗。治疗方案由手术医生和放疗科、肿瘤内科医生会诊根据病情综合判断。

236. 放疗后患者在生活中还有什么需要注意的？

肿瘤患者接受治疗后的日常生活中应注意以下几点：①保持良好的心态和积极的生活态度，相信自己能够康复和彻底战胜肿瘤；②保持良好的生活习惯，正常作息，不过度疲劳；③坚持适当锻炼，强度以不感到累为原则；④加强功能锻炼，比如头颈部肿瘤患者治疗结束应该练习张嘴、转头，乳腺肿瘤患者治疗后应加强上肢功能锻炼等；⑤定期到医院进行复查。

食管癌放疗结束后，应注意预防感冒，降低放射性肺炎的发生机率；加强营养，随着放疗反应的消退，逐渐恢复到正常饮食；保护照射区的皮肤，不要暴晒、揉搓；同步放化疗结束1个月内每周复查血象。

237. 食管癌患者接受放疗后对生育有影响吗？

如果接受了食管癌的单纯放疗，因为照射部位在胸部，对生殖系统没有影响，所以是不影响生育的。但是若同步进行了化疗，因为化疗药物作用于全身，可能对生殖系统有一定影响，特别是女性，对于有生育需求的患者建议结束治疗后复查各项指标达到生育要求时再开始准备生育。

238. 食管癌患者接受放疗后还能饮酒吗？

食管癌患者建议戒酒。饮酒本身对食管有伤害，特别是白酒等烈性酒，建议戒掉。放疗后身体恢复较好，进食没有梗阻感，没有疼痛者在肿瘤治愈后可以饮少量红酒等低度酒。

239. 放射性核素能治疗肿瘤吗？

放射性核素治疗是将带有射线的放射性药物给肿瘤患者口服或静脉注射等方法进入人体内后，放射性药物能随血液到达肿瘤部位，对肿瘤细胞放出射线，其射线像"导弹"一样，能瞄准肿瘤细胞射击，最后抑制或摧毁肿瘤细胞，从而达到治疗肿瘤的目的。故放射性核素治疗属于内照射治疗，而我们通常所说的放疗属于外照射治疗。

240. 放射性核素主要用于哪些肿瘤的治疗？

放射性核素治疗开展得最早、应用得最广泛的就是^{131}碘治疗甲状腺癌及其转移灶，其他效果较好的项目还有放射性核素治疗骨转移、^{131}碘间位碘代苄胍（^{131}I-MIBG）治疗恶性嗜铬细胞瘤和恶性神经母细胞瘤、放射性核素标记的单克隆抗体治疗淋巴瘤、放射性核素标记的奥曲肽治疗神经内分泌肿瘤、^{125}碘放射性粒子植入治疗肿瘤、唯美生治疗肿瘤、^{90}Y标记的玻璃微球治疗肝癌等。

241. 应用放射性核素治疗安全吗？

放射性核素所发射出来的射线对肿瘤细胞具有杀伤力，能有效地破坏病变组织，达到治疗目的。放射性核素治疗的靶向性很好，主要集中在病变部位照射，在组织中仅能穿行几个毫米，对周围的正常组织影响小，只要是采用规范化治疗方案与剂量，核素治疗是安全、可靠的。

242. 晚期肿瘤患者中骨转移发生率有多少？

恶性肿瘤患者到了晚期，会出现全身各部位的多发转移，其中骨骼也是常见的转移部位。晚期癌症患者中40%~80%都会出现骨转移，骨转移者有70%~80%伴有剧烈的骨痛，尤其是晚期肺癌、乳腺癌、前列腺癌等患者骨转移比较常见。食管癌患者骨转移相对较少。

243. 放射性核素治疗骨转移的效果如何？

放射性核素治疗骨转移是利用放射性核素所发出的射线，对骨转移灶进行照射，达到治疗的目的，是一种内照射治疗，可以缓解疼痛、减轻症状、提高患者的生存质量，小部分患者能达到骨病灶好转或消失，甚至延长生命。总的来说，前列腺癌及乳腺癌骨转移的放射性核素治疗疗效比其他肿瘤骨转移效果好，止痛效果可达80%以上。

244. 临床上常用哪些放射性药物治疗骨转移？

放射性核素治疗骨转移所用的放射性药物目前在我国主要有两种，一种是长效的放射性治疗药物氯化锶（$^{89}SrCl_2$），用于骨转移早期、骨髓储备能力正常的患者。一般一次注射氯化锶4mCi，起效时间14~28天，治疗效果持续时间12~26周，骨痛复发的病例可以重复进行治疗，两次给药间隔时间一般是3个月，止痛率74%~91%。

另一种是短效的放射性治疗药物^{153}钐-乙二胺四甲撑磷酸（$^{153}Sm-EDTMP$），用于骨转移进展期、骨痛严重、骨髓储备不足的患者。一般一次注射$^{153}Sm-EDTMP$ 1mCi/kg，起效时间2~7天，治疗效果持续时间4~8周，骨痛复发的病例可以重复进行治疗，两次给药间隔时间一般是1个月，止痛率65%~92%。

245. 哪些骨转移患者适合接受放射性核素治疗？

一般用放射性药物治疗骨转移的患者需要符合下列要求：①临床、病理及各种影像诊断确诊的骨转移癌；②核素骨显像显示骨转移癌有**放射性浓聚**；③骨转移癌所致的骨疼痛，药物治疗、放疗、化疗无效者；④白细胞计数不低于 $3.0×10^9$/L，血小板计数不低于 $90×10^9$/L，血红蛋白不低于 90g/L；⑤预计患者生存期>3 个月。

246. 哪些骨转移患者不宜接受放射性核素治疗？

在下列情况下不考虑做骨核素治疗：①妊娠及哺乳期的妇女；②化验检查示白细胞计数低于 $3.0×10^9$/L；③血小板计数低于 $90×10^9$/L；④严重的肝肾功能不良；⑤骨显像显示病灶无**放射性浓聚**。

247. 放射性核素治疗骨转移有哪些常见的副作用？

放射性核素治疗骨转移最常见的副作用是**骨髓抑制**，表现为白细胞计数、血小板计数或血红蛋白减少。治疗后**骨髓抑制**发生率为 20%～50%，但可以恢复，一般在 12 周内即可恢复到治疗前水平。

5%～10%的人出现反跳痛，即给予骨核素治疗后患者出现短暂的疼痛加重，一般发生在给药后 5～10 天，持续 2～4 天，对症止痛治疗能好转。

248. 放、化疗期间和结束后为什么要频繁进行血常规检查？

放、化疗抑制患者骨髓造血功能，接受放、化疗的肿瘤患者在治疗前需进行血常规检查。白细胞计数大于 $3.0×10^9$/L、血小

板计数需大于 $80 \times 10^9/L$ 方可进行放、化疗。放、化疗期间以及结束后要定期复查血常规检查，以监测患者骨髓造血状态。有的患者在放、化疗结束时血常规正常或稍低，不需要进一步治疗，但放、化疗结束后尚有后期效应，继续影响骨髓的造血功能，使白细胞、血小板计数进一步减少，所以仍需定期复查血常规。

（三）内科治疗

249. 什么是化疗？

化疗是化学药物治疗的简称，是指用化学合成药物治疗肿瘤及某些自身免疫性疾病的主要方法之一。化疗是一种"以毒攻毒"的全身治疗方法。这类药物主要基于肿瘤细胞较正常细胞增殖更快的特点，通过直接破坏肿瘤细胞的结构或阻断细胞增殖过程中所需的物质来达到杀伤肿瘤细胞的目的。因此，化疗对正常细胞和机体免疫功能等也有一定程度的损伤，可导致机体出现不良反应。

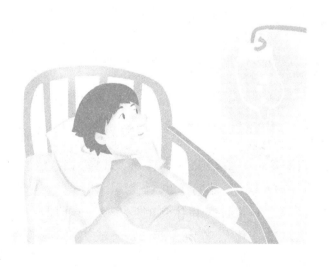

250. 什么是化疗方案？

在患者实施化疗前，医生会针对不同的肿瘤类型、患者当时的身体状况和既往的治疗情况来选择合适的化疗方案进行治疗，化疗方案通常是一种或几种化疗药物的联合应用。为什么将几种药物联合应用呢？因为化疗的主要目的是最大限度地杀伤肿瘤细胞，同时还要减少化疗药物对人体正常细胞的毒副作用，因此，医生会考虑药物对肿瘤细胞的杀伤力、药物的毒性、对肿瘤期的影响、还有患者的耐受情况，从科学的化疗方案中选出最优的方案进行治疗。

251. 化疗周期是指1周吗？

化疗周期是指每次开始用药及其随后的停药休息期到下一次化疗开始用药时的间隔时间。化疗方案不同，化疗周期长短不一。化疗周期的长短一般是根据化疗药物的**药代动力学**特点和肿瘤细胞的增殖周期来决定的。根据化疗药物毒副作用及人体恢复周期，从给化疗药的第1天算起，至第21天或28天，即3~4周称之为一个周期，也有化疗方案为14天一个周期。

252. 化疗是天天做吗？

按化疗方案是3个星期为1个周期，要化疗4个周期，是否需要在医院治疗12个星期，也就是3个月吗？不是，化疗的1个周期包括了用药的时间和休息时间。在一个周期中不是每天都用化疗药，大部分化疗药物在每21天或者28天里只有前3~5

天有化疗药物，其余时间休息。药物使用的频率是根据其毒副作用、代谢时间及人体恢复周期而决定的。总的来说，不论什么样的治疗方案，每个周期都会有一定的休息时间。

253. 如何正确对待化疗，消除恐惧？

由于化疗有恶心、呕吐、腹泻、脱发、肝功能损害以及白细胞计数减少等毒副反应，不少患者认为化疗会削弱已经患有重病或刚经历大手术创伤的身体，是得不偿失，因而拒绝做化疗。其实，在目前对癌症的有效治疗手段中，手术及放疗均是局部治疗手段，唯有化疗才是全身性治疗，当然中医药或免疫治疗等也是全身治疗，但就其对肿瘤细胞的杀伤性而言就远不如化疗。

肿瘤患者应该避免盲目的做化疗，应该找有资质的肿瘤内科医生制定化疗方案。而对于由化疗而引起的呕吐、脱发、白细胞计数减少等毒副反应，目前有很好的止呕药、升白细胞药、保护肝肾功能的预防措施等予以处理，可以较好的控制化疗不良反应。有些患者在化疗前给予止呕药甚至不会出现呕吐的反应；对于脱发的患者化疗后头发还可以再生。所以完全不必惧怕化疗。

254. 什么是一线化疗？什么是二线化疗？

第一次化疗时采用的化疗方案叫一线化疗，这个化疗方案往往是经过长时间的临床研究显示对大多数患者来说疗效最好，且可以重复的治疗方法，毒副反应相对能接受，价格也能够接受的性价比最高的化疗方案。但没有一个药物或治疗方法是永远有效的，几个周期一线化疗后如果不管用了就不能再用这个治疗方案如果不换就不符合逻辑，再换的另一种化疗方案叫二线化疗。多

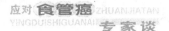

数情况下，一线化疗的效果要好于二线化疗。

255. 二线化疗的有效率是多少？

食管癌二线化疗有一些报道，有效率在30%左右，也有两个小样本的研究报道有效率分别为50%和63%。这些研究的患者人群不同，二线化疗的有效率会有差异。

256. 什么是新辅助化疗？

新辅助化疗是指在实施局部治疗方法（如手术或放疗）前所做的全身化疗，目的是使肿块缩小、及早杀灭看不见的转移细胞，以利于后续的手术、放疗等治疗。对于早期肿瘤患者通常可以通过局部治疗方法治愈，通常并不需要做新辅助化疗。而对于晚期肿瘤患者由于失去了根治肿瘤的机会，通常也不采用新辅助化疗的方法。新辅助化疗通常是用于某些中期肿瘤患者，希望通过先做化疗使肿瘤缩小，再通过手术或放疗等治疗方法治愈肿瘤。卵巢癌、骨及软组织肉瘤、直肠癌、膀胱癌、乳腺癌和非小细胞肺癌等都有成功的例子。但新辅助化疗也有风险，有些患者接受新辅助化疗的效果不好，使病变增大或患者体质下降，也可能失去根治肿瘤的机会。

257. 哪些患者需要接受新辅助化疗？

对于局部晚期可手术或不可手术的食管癌患者均可接受新辅助化疗。已有大型随机临床试验证实，新辅助化疗可延长患者总生存率。推荐局部晚期或手术有困难的患者先行新辅助化疗，将肿瘤降期、消灭全身微小转移灶，并观察肿瘤对该方案化疗的反应程度，指导术后化疗。可手术的患者可酌情进行新辅助化疗。

258. 新辅助化疗后患者什么时候可以接受手术治疗？

对接受新辅助化疗后的患者需要进行影像学的一系列检查重新评估能不能进行手术治疗。如果外科医生认为有手术可能性，需待患者血象恢复正常后接受手术治疗，通常是在新辅助化疗结束后的第 3~4 周。

259. 什么是术后辅助化疗？

有些肿瘤患者即使接受了根治性切除手术，甚至是扩大切除手术，术后仍有可能会出现肿瘤复发或转移，目前研究认为这部分患者在原发肿瘤未治疗前就已有瘤细胞播散于全身，其中大多数瘤细胞被机体免疫系统所消灭，但仍有少数瘤细胞残留于体内，在一定环境条件下会重新生长，成为复发根源。因此，在手术或放疗消除局部病灶后，若配合全身化疗，就有可能消灭体内残存的肿瘤细胞。这种在根治性手术后进行的化疗叫辅助化疗。目的是杀灭看不见的微转移病灶，减少复发或转移，提高治愈率，延长生存期。是否需要进行辅助化疗主要根据原发肿瘤的大小和淋巴结是否转移，以及是否存在复发或转移的**高危因素**（如分化差、有脉管瘤栓等）来决定。

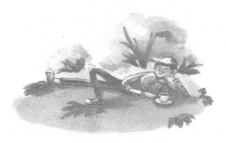

260. 食管癌患者手术后做化疗需进行哪些准备工作？

首先应改善食管癌术后患者营养状态。食管癌患者术后初期不能正常进食，以进流食、半流食为主，营养状态较差。所以应加强营养，均衡饮食，补充足够的蛋白质、维生素、微量元素等；其次，完善化疗前的相关检查，包括颈胸腹 CT、上消化道造影、血常规、生化全项、心电图等检查。

261. 食管癌患者术后化疗期间在饮食方面应注意什么？

食管癌术后患者尚未恢复至正常饮食状态，加之化疗本身可导致恶心、呕吐、食欲下降等不良反应，因而患者容易出现营养不足，严重时可影响化疗的正常进行。首先，从思想上把进食当作治疗的一部分，不能因食欲差而不吃或少吃，可采取少量多餐的方式。其次，应注意食物的合理搭配，以进食高蛋白、高热量、高维生素饮食为主，必要时可放置胃管或空肠营养管进行营养支持，输注营养素。也可配合静脉高营养支持。

262. 食管癌患者术后多长时间开始行化疗比较合适？

食管癌术后辅助化疗一般在术后 1~2 个月开始，术后恢复良好、需行术后辅助化疗的患者可在术后 1 个月完善化疗前检查并开始辅助化疗。如果患者术后恢复欠佳，不可强行化疗，需要扶正调养，在医生指导下尽快康复。但最好不要迟于术后 3 个月开始术后辅助化疗。

263. 常用治疗食管癌的化疗药物和化疗方案有哪些？

食管癌最常用的方案是以顺铂为基础的化疗，包括联合氟尿嘧啶、紫杉醇、吉西他滨、长春瑞滨，伊立替康等，其中以紫杉醇联合顺铂的方案应用较多，效果较好。紫杉醇单药治疗食管癌有效率32%，联合顺铂可达40%~60%。在上述基础方案的选择上宜根据患者的具体情况决定。

264. 如何判断化疗的耐受性？

化疗过程中可能会出现许多副作用或者只出现部分，也可能没有任何副作用出现。这些都取决于化疗药物的种类和剂量，以及每位患者不同机体对化疗药物的反应。副作用持续的时间主要取决于身体状况和所采用化疗方案，正常细胞一般在化疗结束后会自我修复，所以大多数副作用会在化疗结束后会缓慢消失，极少的副作用会持续较长时间。在每个化疗方案实施之前，医生和护士都会询问患者很多看似"不相关"的事情，比如说有没有高血压、糖尿病、胃溃疡等基础疾病，有没有抽过烟、喝过酒，有没有食物或者是药物过敏，可不可以爬上3楼，中间需要休息几次，甚至是身高和体重等，这些问题都可以判断患者当时的体力状况，再去选择可以耐受的合适方案，每个人的药物剂量都是根据身高、体重算出来的，是不一样的。

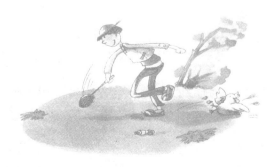

265. 食管癌患者术后医生建议化疗，有替代方法吗？

很多研究证实了在诸多实体瘤术后进行辅助化疗可以延长生命，食管癌术后辅助化疗也是如此。随着化疗药物的不断改进，不良反应已大大减轻，并且处理不良反应的措施较以往有很大进步，绝大部分不良反应可以得到很好控制。因心理恐惧而不想化疗的患者应相信医学的进展，积极配合医生，在身体允许的情况下，尽量接受化疗以提高疗效。对术后恢复欠佳或者经过化疗后不良反应较重的患者，可通过调整化疗方案和积极对症治疗而完成。

266. 是不是化疗的副作用越大疗效越好？

只要化疗，毒副反应几乎不可避免。不能根据化疗毒副反应的程度来判断化疗效果；并不是化疗反应越大效果越好、没有化疗毒副反应就没有效果。化疗成功与否，在很大程度上取决于如何解决好疗效与毒副反应之间的关系。不同的个体对药物的吸收、分布、代谢、排泄可能有差异，要密切观察与监测每个人。这不意味着为了追求疗效就可以无止境的增加剂量，在剂量增加的同时，毒副作用也在增加，在患者可以耐受的毒副反应情况下兼顾最适合患者的最大剂量才是保证疗效的最好方法。

267. 如何评估化疗的疗效？

相信每位患者在化疗前都会做一些检查，这些小检查可起着大作用。从第一次开始使用化疗方案起，大部分方案进行一段时间后会再次做一些辅助检查，比如血清肿瘤标志物、CT 检查等，医生会结合相应症状的减轻程度，综合的评估化疗药物是否有效。在化疗药物治疗过程中，正确评价药物的有效性是十分关键的问题。医生会用：肿瘤完全缓解（CR）、肿瘤部分缓解（PR）、肿瘤稳定（SD）、肿瘤进展（PD）这类的医学用语来总结这段时间的治疗效果。实际上对于大多数药物治疗不敏感的肿瘤或晚期肿瘤患者，如果我们一味强调理论上的 CR、PR，这是不切实际的。肿瘤的治疗不但会看肿瘤大小的变化，更需要考虑到患者的生存质量、生存期的长短。很多晚期肿瘤患者通过综合治疗可以长期带肿瘤生存，这样的治疗疗效和实际意义不亚于 CR、PR 的结果。

268. 化疗多长时间可以看出疗效？

不同肿瘤化疗显出效果的时间不同，这与肿瘤的生物学行为、对化疗药物的反应有关。食管癌患者化疗的开始有效的时间往往在 2~3 个周期化疗后，大概为 1~2 个月，故一般情况下，需待化疗 2 个月左右时进行影像学复查，并评估化疗疗效。

269. 为什么有的人化疗效果好，有的人化疗效果不好？

化疗疗效在不同的肿瘤有很大差别，比如说小细胞肺癌、部分淋巴瘤的化疗有效率较高，可达到 80% 以上，但很多实体瘤的化疗疗效是在 50% 左右甚至更低。同样是食管癌患者，不同患者对化疗的反应经常有很大差异，可能的原因包括：①病理类型不同，鳞癌、腺癌、小细胞癌、肉瘤等化疗有效率往往有差异；②肿瘤分化程度不同，即恶性程度不同，对化疗的反应不同；③用药剂量不同，足量化疗的患者更有可能获得更好的疗效，剂量偏低的患者化疗有效的机率偏低；④给药间隔不同，剂量强度高的患者似乎更容易获得较好疗效；⑤个体基因型不同。在上述情况均相同的情况下，仍有患者获得较好疗效，有些患者无效，这种差别产生的原因仍在研究中。

270. 食管癌患者化疗过程中会出现哪些身体反应？

食管癌治疗的主要药物是顺铂，顺铂的不良反应主要为消化道反应，常常表现为食欲下降、恶心、呕吐、腹泻等，少数情况下有**肾毒性**、耳毒性等，听力欠佳、肾功能不全的患者慎用，使用顺铂化疗时，务必予止吐治疗及大剂量补液水化，减轻消化道反应和肾功能损害。血液学毒性也较常见，可对症治疗，如3～4度血液学毒性发生，需减量甚至停药。

紫杉醇是食管癌化疗中重要的新药，紫杉醇的消化道反应轻微，但可有周围**神经毒性**，主要表现为手足麻木，呈剂量蓄积性，需密切观察注意，轻度的周围**神经毒性**可口服补充维生素B12或者视情况将紫杉醇减量，如果手足麻木影响运动，则需停用紫杉醇。其他的不良反应包括腹痛、关节疼痛、血液学毒性等，予对症治疗即可。严重的血液学毒性需减量甚至停药。

氟尿嘧啶是治疗食管癌的常用药物，它的主要不良反应是消化道反应，尤其是腹泻，饮食方面需注意避免不洁饮食、避免进食凉菜、乳制品等易引起腹泻的食物，化疗时需密切观察是否有大便次数增多或者稀便、水便等，一旦腹泻，需立即就诊并接受止泻及其他对症支持治疗。

其他药物：吉西他滨易引起血小板计数减少，需密切监测血常规，一旦血小板计数减少，及时予升血小板药物进行治疗；长春瑞滨有血管刺激性，输液后可予少许激素冲管或者通过中心静脉置管输注长春瑞滨，此外，该药还有周围**神经毒性**；伊立替康可引起急性胆碱能综合征、迟发性腹泻等，前者需及时发现并予阿托品类药品对症治疗，后者需引起重视，常发生在化疗后5～7天，常表现为多次水样便，一旦出现，及时就诊，可口服盐酸洛哌丁胺进行对症治疗，视轻重情况予对症支持治疗。

271. 做化疗期间还可以上班吗？

随着医学领域的不断发展，肿瘤已渐渐脱离了"谈癌色变"的窘境。如果化疗反应不大，一般情况允许，在化疗间歇期是可以工作的。但也要看患者的工作性质，如果是强体力劳动，最好还是避免，因为化疗间歇期难免还是会出现**骨髓抑制**，这时免疫力是相对低下的，适当的休息与睡眠有利于免疫力的恢复，也可以降低感染风险。如果是办公室工作，不会过度劳累，影响不大的，自己酌情协调好。

272. 如何减轻化疗不良反应？

化疗的不良反应主要为消化道反应、**骨髓抑制**、乏力等。恶心、呕吐、食欲下降等消化道不良反应可通过应用止吐药物、增强食欲药物及营养支持来治疗；腹泻需使用止泻药物、补液及营养支持，如合并肠道感染，应加用抗生素和调节肠道菌群药物。患者需要定期检查血常规和肝肾功能，血象正常情况下，每周至少1次血常规，血常规异常时，务必遵照医嘱进行升白细胞治疗，并密切观察；肝肾功能正常情况下，每月至少复查1次，如

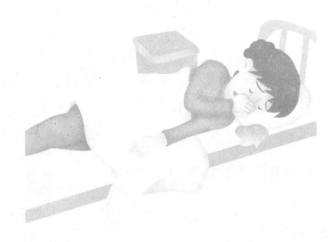

有异常，遵医嘱及时复查。化疗期间需尽量休息，注意饮食卫生，避免进食生冷、辛辣及对胃肠道有刺激的食物，如有不适，务必尽快就医。如有应用奥沙利铂化疗的患者，应避免接触寒冷物体、注意保暖、避免进食寒冷食物以减轻周围**神经毒性**。

273. 化疗时患者感觉恶心，但又吐不出来怎么办？

化疗时有的患者会自觉恶心，但又吐不出来，这时可找医生给止吐药物治疗。除药物治疗外还有一些辅助手段可以减轻症状，如喝有味道的水或饮料，吃水果。如果感觉药物有异味时，可以闻一些有味的水果，如桔子、橙子等。同房间患者如果出现恶心、呕吐，应尽量避开，输完液后也可以走出房间，散散步，呼吸新鲜空气。做点自己喜欢的事情，如听音乐等。患者回家后可以适当参加一些文体活动（打麻将）分散一下注意力。还可以按照中医疗法，按揉内关穴，对胃起到保养作用。

274. 肿瘤患者化疗后大便干燥怎么办？

首先应向医生说明大便干燥的原因，医生会分析这是否与疾病和治疗有关，如肿瘤压迫、治疗手段等。除按医生医嘱给予的药物治疗以外，还可以非药物性干预，如调节饮食，多吃一些粗粮和粗纤维的食物，比如玉米面、小米、芹菜、韭菜等。要多吃一些水果，特别是香蕉、西瓜等，喝蜂蜜水，达到润肠通便的作用。多喝水，适当参加运动。还可以进行腹部按摩，由右向左顺时针按摩，以增加肠蠕动，增加排便次数。

275. 化疗药物可以引起脱发吗？如有脱发现象应该怎么办？

有些化疗药物是可以引起脱发的。早些时候使用过冰帽预防脱发，但是效果不明显，现在很少使用此方法。化疗药物所致的脱发对患者并没有不良影响，主要是由于脱发产生自身形象的改变。所以我们在患者化疗前，一般会建议患者剪短头发，减少梳理的次数，延缓脱发时间。一般在停药后1~3个月头发会重新长出来，而且重新长出的头发柔顺，自然弯曲，很漂亮。化疗患者可以在化疗期间戴帽子，化疗结束后佩戴假发，度过脱发期。

276. 患者化疗后手指、脚趾出现麻木怎么办？

化疗患者在使用化疗药物后可出现手指、脚趾麻木和感觉异常现象，如紫杉醇可以引起外周神经感觉异常。主要影响痛觉和温度觉。出现此症状后可以使用营养神经的药物。还可以用温水泡手脚以缓解麻木现象。适当做手足按摩、针灸治疗，加快康复过程。日常生活中要注意避免接触过热的物品，如打开水、拿热水杯等，可以蓄留指甲，由指甲先触到。以免因为手指接触物品反应慢而发生烫伤和不良事情。避免接触锐器，如作针线活（十字绣），以免扎伤。

277. 患者化疗后出现口腔黏膜炎，有什么方法能减轻疼痛？

有很多种化疗药物可以引起口腔黏膜炎（口腔溃疡）。保持口腔清洁、润滑和控制疼痛是很重要的。除有效的医疗干预外，还应采取预防措施，改善化疗患者的生活质量。可以使用以下方法：

（1）在使用化疗药物前5分钟采用口含冰屑（冰屑完全融化前应充满口腔）持续30分钟。

（2）用生理盐水或碳酸氢钠水每日多次漱口（避免使用市场销售的漱口液，因为其酒精含量高，刺激口腔黏膜）。

（3）保持口腔湿润，可以使用加湿器保持房间的湿度。

（4）保持口腔和牙齿清洁，饭后及睡前用软毛牙刷或海绵牙刷（去掉假牙）刷牙，最好不使用含氟牙膏。

（5）避免进食粗糙、尖锐、辛辣、酸性食物。

（6）避免进食过冷、过热的食物（如热咖啡、冰激凌）。

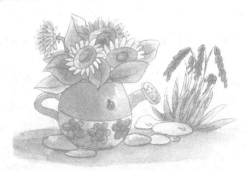

278. 化疗后患者白细胞、血小板计数减少该怎么办? 应该注意什么?

使用化疗药物后出现白细胞和血小板计数减少是化疗后最常见的不良反应，根据**骨髓抑制**的程度给予升血的药物治疗。白细胞降低时应减少会客和外出，因此时患者的免疫力较低，容易发生感染。不要接触感冒的人，避免交叉感染。白细胞计数减少至 $1g/L$（通常说的 1000 以下）以下时要对患者房间进行消毒，常用方法采用紫外线房间消毒，每天 2 次、每次 30 分钟。照射紫外线时患者可以离开房间，不离开房间时用毛巾或被单遮盖露出的皮肤（面部、手足）。早晨要进行房间通风。血小板计数减少容易发生出血，所以要注意进软食以免造成口腔损伤。保持大便通畅。少活动、慢活动、避免磕碰。随时观察皮肤有无出血点及出血倾向。出现头痛、恶心症状应及时找医生处理。

279. 化疗后患者出现皮疹、甲沟炎、手脚脱皮、有破溃该怎么办?

多种化疗药物可以导致多处皮肤反应，如使用爱必妥（C225）可以出现甲沟炎，皮肤可能出现皮疹，多发生在前胸、后背及面部，医学上称为丘疹脓疱症状；口服希罗达（卡培他滨）可以出现手脚脱皮、红肿或破溃等现象，医学上称为手足综合征。

如何避免以上症状发生感染。在日常生活中减少手足部的摩擦，避免接触高温物品，穿合脚的鞋，使用能减震的鞋垫，在家里可以穿拖鞋，坐着或躺着的时候将手和脚放在较高的位置。避

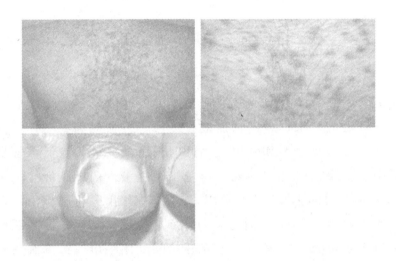

免双手和双脚的摩擦及受压，减少手脚接触热水的次数。可以涂保湿润肤霜，保持皮肤湿润，有助于预防感染的发生，使病灶早日痊愈。另外还要注意不要抓挠皮肤，避免皮肤感染。如果瘙痒厉害可以使用炉甘石洗剂涂抹。洗浴时减少使用洗浴用品，可以使用婴幼儿洗浴用品，减少对皮肤的刺激，有助于丘疹脓疱症状减轻。避免在阳光下曝晒，外出时应涂抹防晒指数至少为 SPF30 的防晒霜。避免进食辛辣、刺激性食物。如果出现水疱时要请医务人员处理。出现脱皮时不要用手撕，可以用消毒的剪刀剪去掀起的部分。必要时在医生指导下使用抗真菌或抗生素治疗，也可以在医生指导下口服维生素 B_6。

280. 化疗后患者出现拉肚子该怎么办？

了解使用的化疗药物中是否有腹泻的不良反应。如果因为化疗药物引起的腹泻症状，要遵照医生的医嘱给予止泻及补液等药物治疗。其次应该注意观察记录排便的次数和性质。要重视腹泻程度和其他症状，如发热或寒战、口渴、脉搏快、眩晕和严重腹痛等，及时通知医生，以免发生不良后果。

腹泻次数较多者会持续对皮肤产生刺激，导致局部皮肤破溃。所以每次排便后用清水和肥皂清洗肛门和骶尾部，用软毛巾擦干，保持局部皮肤的清洁、干燥。局部还可以涂氧化锌软膏。穿松软的棉质内衣。饮食方面要注意饮用对胃肠道刺激小的食物，不宜吃粗粮、含油量高的坚果、含酒精或咖啡因饮料、牛奶及奶制品。吃少渣食物、增加大便固形的食物如米饭、馒头、苹果酱、浓缩果汁、温茶及葡萄糖饮料。因为糖可以帮助将钠和水分重吸收到体内。少量多餐，忌生冷食品。

281. 化疗时要"忌口"吗？

很多家属和患者都提出在化疗期间是否要忌口。在西医治疗中认为不需要，想吃啥就吃啥。常言道：五谷杂粮不可偏，粗细调膳保平安。但饮食也要因人、因病、因治疗方法而定，应该注意调节饮食结构。一般而言肿瘤化疗患者主要以高蛋白、高热量、高维生素饮食为主，主张食谱的多样化，以补充化疗对身体的消耗。

282. 化疗过程中可不可以服一些中药？

化疗时不建议服用抗肿瘤中药，因为化疗药物和中药都需要经过肝脏和/或肾脏进行代谢，肝脏和肾脏的代谢能力有限，如果化疗同时口服中药，有可能导致肝肾功能损伤，一些抗肿瘤中药，除了导致肝肾功能异常，还可能引起血液学毒性，如白细胞、中性粒细胞计数减少等。为了能顺利、安全的进行标准的化疗，不建议自行服用中药，可在医生的指导下应用扶正中药。

283. 如果化疗效果不好该怎么办？

如果多种化疗方案均无效，可以尝试参加新药的临床试验。参加临床试验虽然有些确切的结果还不知道，但是一种机会。如果没有什么更有效的治疗方法，也可以考虑中医等治疗，根据患者的状态给予最佳支持治疗，针对转移灶进行减状治疗，比如骨转移放疗、脑放疗、胸部放疗等。如果经济条件允许，可针对性采用靶向治疗。

284. 该如何选择进口药物和国产药物？

关于如何选择国产药物和进口药物，首先需要知道的是国产药物和进口药物的差别。首先，同种药物国产和进口的有效成分是一样的，因此他们的疗效和毒性应该没有明显差别。有个别患者认为，进口药物毒性小，这一观点不正确，药物不良反应是由药物本身导致的，化疗药物就如同一把双刃剑，带来获益的同时也带来毒性。进口药物的药物纯度或许可能比国产药物高一点，但目前没有公开公布的数据来证实。另外就是价格的差别，总的来说，进口药物的价格往往是国产药物价格的 2 倍左右，对患者的经济负担较重，且肿瘤的治疗并非一朝一夕，可能需要长期**随访**甚至长期治疗，选择进口药物可能经济负担更重。因此，患者可根据自身的经济条件酌情选择。

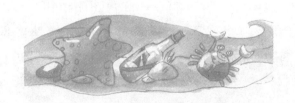

285. 如何选择治疗食管癌的化疗方案？

食管癌是原发于食管的恶性肿瘤，食管肿瘤的病理类型有鳞癌、腺癌、小细胞癌、大细胞癌、间质瘤、肉瘤等，中国人的食管鳞癌占 95%。西方人腺癌多见，但在我国食管小细胞癌、食管大细胞癌等有神经内分泌特征的肿瘤也占有一定比例，病理类型对于治疗方案的选择有至关重要的作用，比如鳞癌和小细胞癌的化疗方案就有不同。

其次，患者的身体一般状态不同，基础情况及合并症不同，要根据化疗药物可能导致的不良反应严格区分选择应用人群，比如，顺铂可导致肾功能异常、耳毒性等，那么在肾功能基础差、听力差的患者尽量不选用顺铂进行化疗；再比如，蒽环类化疗药物有心脏毒性，那么有冠心病、心律失常等基础病的患者则尽量避免蒽环类药物进行化疗等，因此，每个食管癌患者在选择治疗方案时，医生都要根据病理类型、患者身体情况等综合考虑，仔细斟酌，而不是简单的按同一方案化疗。

286. 化疗和生物靶向治疗是一个概念吗？

化疗指的是传统的化疗药物进行抗肿瘤治疗，通常使用的药物为细胞毒类药物、抗代谢类、铂类药物等，常常对机体正常细胞也有杀伤作用，会"敌我不分"；而生物靶向治疗指的是针对特定靶点的抗肿瘤治疗，这些靶点常常在肿瘤生长增殖过程中有重要作用，例如 EGFR、VEGFR、CD117、CD20、HER-2 等，相比于传统化疗药物，这类药物更能"精确制导"，减少对正常组织的毒性。

目前，靶向药物在非小细胞肺癌、乳腺癌、淋巴瘤、胃肠道间质瘤、肾癌等肿瘤取得了确切的疗效，但在食管癌的治疗中，有报道将西妥昔单抗、厄洛替尼、吉非替尼、曲妥珠单抗等用于食管癌的治疗，但这些靶向药物的加入未能取得明显的生存获益。靶向治疗药物在食管癌的治疗中的应用仍在进一步探索，建议患者参加临床研究。

287. 化学治疗晚期食管癌需要做几个周期？

晚期食管癌化疗的周期数要根据化疗疗效和患者的耐受性来综合考虑，初次化疗的大部分患者可耐受 4~6 个周期的化疗，一般在化疗 6~8 周时需进行一次疗效评价，有效的患者可继续原方案再化疗 2~3 个周期。无效的患者则可能需要换方案继续化疗。

288. 如何评价化学治疗对晚期食管癌的疗效？

晚期食管癌在化疗前应进行全面的影像学检查及胃镜检查等，全面准确评估疾病分期和可观察病灶，并在化疗进行 6~8 周时再次复查影像学检查，与化疗前对比进行疗效评价，如果没有可观察指标的患者，需复查胃镜和（或）超声内镜进行疗效评价。复查有效的患者可继续原方案化疗，无效或稳定的患者可换方案继续化疗或者选择其他治疗方法。

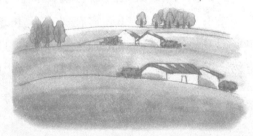

289. 晚期食管癌患者需要接受化疗吗？

目前，国外国内专家共同认为化疗是晚期食管癌治疗应该首选的治疗方法。晚期食管癌患者在化疗有效的情况下可以延长生命。一般情况良好、肝肾功能及血常规达正常、能够配合治疗的患者可进行化疗。一般情况欠佳、肝肾功能有异常的患者，化疗应谨慎；一般状态差、恶病质、肝肾功能和（或）血常规明显异常、患者拒绝化疗等情况下不适宜进行化疗。

290. 接受化疗的患者需要做中心静脉置管吗？

需根据患者病情、化疗方案、消化道反应等因素决定是否需要进行深静脉置管。例如，应用化疗药物 5-氟尿嘧啶静脉泵注 44 小时，需要下中心静脉置管；化疗药物如长春瑞滨会局部刺激血管，长期通过外周静脉输液，可能导致外周静脉炎，引起疼痛和外渗，一旦漏在血管外还会引起局部组织的溃烂和坏死，输注这类的化疗药建议用中心静脉置管；此外，化疗时部分患者的消化道反应剧烈，以食欲下降、不能进食、恶心呕吐、腹泻等最为常见，这些患者需要静脉高营养支持，通过外周静脉输注营养液，为化疗的实施提供保障。

当然，中心静脉置管也有潜在的风险，如锁骨下静脉穿刺置管时可能发生气胸、疼痛等，中心静脉置管需要每周 2 次护理，长期留置有感染、血栓形成等风险，但中心静脉置管带来的并发症的发生比例还是比较低的，故需综合考虑患者病情决定是否进行中心静脉置管。

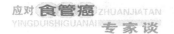

291. 化疗后在家休息时应注意什么？

患者化疗后最主要的事情是充分的休息，当然，化疗间期也有需要患者按医嘱定期复查血常规、生化全项，评估化疗毒性，监测上述指标可以及时发现化疗相关不良反应。如在化疗间期有不适，应及时就诊。另外，患者应加强营养，为下一次化疗做好身体和心理的充分准备；一些特殊化疗药物需患者注意生活细节，如使用奥沙利铂的患者应注意避冷，避免进食寒冷食物及触摸寒冷物体，以免过早产生周围**神经毒性**；接受顺铂、氟尿嘧啶、伊立替康等化疗的患者，饮食应注意，尽量不食用凉菜、大量水果、乳制品等可能导致或加强腹泻的食物。

292. 晚期食管癌患者化疗后还需继续治疗吗？

晚期食管癌患者化疗后的继续治疗应根据患者分期、化疗疗效、耐受性等综合考虑。如果患者为局部晚期，化疗耐受良好者可考虑化疗后咨询放疗科行放疗；如患者有脏器转移，如肝转移，则视患者的身体情况考虑继续予口服化疗药物单药维持治疗；如患者一般情况差，化疗无法耐受而停止，则应予对症支持治疗等，如休息后体力及精神状态等好转，再考虑做抗肿瘤治疗。

293. 什么是肿瘤的介入治疗？

介入治疗是在医学影像设备（血管造影机、透视机、CT、MRI、B超）的引导下，通过微小的切口或穿刺点将特制的导管、导丝等精密器械引入肿瘤部位，对肿瘤或相关疾病进行治疗的一门新兴学科。

294. 肿瘤的介入治疗有哪些方法及作用？

肿瘤的介入治疗可通过药物灌注、动脉栓塞、管腔狭窄的球囊扩张、安放滤器或支架、体液引流、能量消融等手段达到治疗肿瘤和缓解病痛的目的。

295. 什么叫动脉栓塞术？什么叫化疗栓塞术？

经导管将栓塞剂释放入病变部位血管内，引起动脉暂时性或永久性阻塞的手术被称为动脉栓塞术；如果在注入栓塞剂同时加入化疗药物则被称为化疗栓塞术。

296. 需通过哪些途径完成肿瘤的介入治疗？

针对肿瘤的介入治疗，根据治疗途径分为经血管介入治疗（如经动脉化疗栓塞术），经皮穿刺介入治疗（如经皮穿刺消融术）和经**空腔脏器**介入治疗（如消化道狭窄的球囊成形术和支架植入术）。

297. 食管癌患者是否适合于经血管介入治疗？

目前经血管介入治疗有效的疾病主要有：①某些脏器患有血管瘤；②肝、肺、肾等脏器原发恶性肿瘤或转移瘤；③某些恶性肿瘤外科手术前需辅助的治疗；④由于肿瘤导致的出血或肿瘤手术后的脏器出血需要止血等。有以上情况的患者通过经血管介入治疗均能取得较理想的效果。由于食管本身的血供特点，食管癌不宜行经血管介入治疗。

298. 什么是食管癌的射频治疗？

射频治疗是肿瘤治疗一项新技术，利用电磁波生物物理中的热效应发挥治疗作用，使组织脱水、干燥和凝固坏死，从而达到治疗目的。根据器械设备的不同以及治疗目的的不同，也分为早期食管癌的根治治疗与中晚期食管癌的姑息减症治疗。近年来发展的电子球囊射频消融治疗早期食管癌与癌前病变有着较好的发展前景，尤其是在治疗多发、病变较长或累及食管全周的早期食管癌及其癌前病变有明显的优势。通过增加射频能量，利用射频产生的热效应也可引起肿瘤组织坏死，在晚期食管癌有梗阻症状的患者，则可利用这一特性进行管腔的再通，则属于姑息治疗的一种技术。

299. 激光治疗食管癌的主要方法有什么？

目前治疗食管癌常用的激光主要有两种：Nd：YAG激光治疗，钬激光。

Nd：YAG激光照射的组织反应与输出功率、照射距离、脉冲时间及所用总能量有关，当照射病变部位产生灰白色凝固斑时，可使癌细胞产生凝固性坏死，对局限于黏膜层或黏膜下层的早期食管癌可起到有效治疗又不至发生穿孔等严重并发症。Nd：YAG激光治疗食管癌，目前多用于晚期食管癌的姑息性治疗，较少应用于治疗早期食管癌。

钬激光是一种新型高能脉冲固体激光，具有单脉冲气化，穿透深度浅，热损伤宽度小的特点，对病灶可逐层气化切除，容易控制切除范围，不易发生穿孔，且止血效果可靠，在临床上尤其适用于年老体弱、无法行外科手术或不愿意接受手术的患者。

300. 什么样的患者适合食管癌支架治疗？

食管支架对肿瘤组织没有任何治疗作用，食管支架的作用主要在于解除食管癌造成的食管腔狭窄，能够再通食管腔或者封堵由于食管癌组织破溃造成的食管瘘，使肿瘤患者能够进食，保证营养。因此食管支架主要应用于以下几种情况：①晚期食管癌患者无法行手术或放化疗，且伴有严重进食梗阻者（进水都困难）；②食管气管瘘患者，需要封堵瘘口者，保证进食供给营养者。同时食管支架的植入存在一定的风险，即出血、支架本身导致的穿孔、支架再狭窄、支架无法取出等。因此，在选择食管支架植入时患者及家属一定要慎重。对于食管癌术后良性狭窄的患者，应慎重考虑使用支架缓解狭窄。

301. 我们为什么需要新药？

"有病吃药"这是我们常说的一句话，而且对症下药病才有可能治好。但是在癌症治疗的过程中，即使是对症下药了，病还不一定能治好。因为，癌细胞适应环境的能力非常强，会根据我们曾经杀伤它的各种手段来改变自己，使自己不被再次攻击，这也就是医生常说的"耐药"。

新药就是以前没有用过的药，癌细胞还不认识它们。我们要不断研制新药来杀死癌细胞，直到把它们从我们的身体中彻底消灭，我们才得以健康生存。

302. 什么是靶点药物的研究？

随着人类对癌症认识的不断深入，我们已经找到了许多办法来对抗肿瘤。抗癌药有的是依据细胞周期杀死它，有的从代谢途径抑制它，有的会阻断肿瘤细胞的信号传导或阻断癌细胞的营养供给或者联合使用各种抗癌药来剿灭肿瘤。遗憾的是癌细胞还会产生耐药。近年来，科学家们不断发现在癌细胞生长、扩散过程中新的目标点，即靶点。专家们针对这些靶点研制靶向药物，希望这些药物能够准确杀伤癌细胞，随着我们对癌症认识的增长，会有更多新药被研发出来用于治疗肿瘤。

303. 什么是抗肿瘤新药临床试验研究？

对于任何一个药物，我们都要了解最重要的安全性和有效性，在临床使用时才有把握。怎么才能了解药物是否安全和有效呢？就必须要通过这个药物的临床试验研究。药物的临床研究项目越多，研究结果越丰富，对我们了解这些药物就越有利。这也就是说，每个药品都是经过"考试"合格后才能够进入临床使用的，因此临床试验研究是每个在市场出售的药品必须经过的一关。

抗肿瘤药物都必须要经肿瘤患者的试用。一个全新的抗肿瘤药需要进行 20 项左右的临床前研究，在进入人体临床试验之前，是要先在动物体内进行各种药物代谢、毒理方面的研究，然后才能在人体上经过 I ~ III 期的临床试验。如果临床研究结果证明该药是安全、有效的药物，它才能走上市场，为其他患者使用。

304. 抗肿瘤新药是怎么研发出来的？

新药的研发需要一个十分复杂的过程，但简单来说可以分成临床前研究和临床研究。临床前研究包括从药物筛选开始到进行各种动物实验，一般要进行药理实验、急性毒性实验、长期毒性实验、**药代动力学**实验、致畸实验、致癌实验、过敏实验等，能够在动物体内得到的试验数据都会在实施人体试验前完成。这些动物实验不仅在小动物身上比如小鼠、大鼠身上做，还要在大动物身上做，比如比格犬、恒河猴等。动物实验资料要送到国家食品药品监督管理部门，经过严格的审批后才可能得到进入临床研究的批文。从药物筛选到进入临床研究只有百分之几的成功率，仿制药或改良的药物成功率会高一些，但会受到知识产权方面的限制。

在我国进入临床试验的新药都必须有国家药监部门正式批件，文件号可以通过正常途径查到，临床实验在与患者签署的知情同意书中一般都要注明这个批文号，以证明这项试验的合法性。一个新药需要进行三个期别（Ⅰ、Ⅱ、Ⅲ期）的多项临床研究，这期间一般需要 500 名以上的患者参与临床试用。

305. 一个新药的研发需要多长时间？为什么？

由于新药的每项临床研究都需要按照试验方案进行，对需要观察和研究的病种或瘤种有严格的入选标准和排除标准，每位患者必须自愿参加试验，这样在试验进行期间就需要很长的时间才能收集到足够的病例数。Ⅰ期和Ⅱ期临床试验分别需要大约 2 年，Ⅲ期临床试验也需要 2～3 年，加上每个期别之间还要得到国家药监部门的审批，在顺利的情况下需要 7~10 年才能完成。如果在新药探索期间不顺利，就需要更长的时间。新药在实验的任何一个阶段都有被淘汰的可能性，所以一个新药的诞生就像一个新生儿的孕育和出生一样，需要经过精心的设计和实施，中间如果有任何问题都可能使它不能面市，惨遭淘汰的命运。

306. 如何能够参加新药临床研究？

大家都知道手机、电脑等产品最先进的型号都在实验室里。抗癌新药也是如此，最新的好药都在临床试验中。因此，参加临床研究可以是一位肿瘤患者、尤其是晚期肿瘤患者的一种有利的选择，特别是对多种治疗失败后，参加临床研究可能是更有希望的选择。

参与临床研究最重要的是信息，这些信息可以通过在医院就诊时询问医生、留意贴在走廊上的招募广告、向专门开展新药临床研究的部门了解，也可以通过网络找到这些试验。抗癌新药的临床试验都是和治疗相结合的，实验工作者与自愿参加实验者都要根据实验方案的要求进行双向选择，才能确定。

307. 什么是Ⅰ期临床试验？

Ⅰ期临床试验是检验新药对正常健康人及患者是否有毒性或其他害处的临床试验，包括初步的临床药理学研究、人体安全性评价试验及**药代动力学**试验，为制定给药方案提供依据。人体安全性评价通过耐受性试验来完成，主要目的是初步了解试验药物对人体的安全性情况，观察人体对试验药物的耐受及不良反应。**药代动力学**试验是要了解人体对试验药物的吸收、分布、代谢、消除等情况。

308. 什么是Ⅱ期临床试验？

Ⅱ期临床试验是检验新药是否有效的临床试验。其目的是初步评价试验药物对目标**适应证**患者的治疗作用和安全性，也包括为Ⅲ期临床试验研究设计和给药剂量方案的确定提供依据。Ⅱ期临床试验多数会做两组人群对照的试验，即参加试验的人群分为试验药组与对照药组或安慰剂组，两组对照来确定试验药的疗效，但有的Ⅱ期试验也会只设一个试验组，单独看这个药物的疗效，然后把这个疗效与已有的资料进行对比，这样的试验设计所需例数比较少。

309. 什么是Ⅲ期临床试验？

Ⅲ期临床试验是检验新药的最适剂量、用法、安全性及治疗作用的确证阶段。其目的是进一步验证药物对目标**适应证**患者的治疗作用和安全性，评价患者受益与风险的关系，最终为药物注册申请的审查提供充分的依据。

310. 什么是Ⅳ期临床试验？

Ⅳ期临床试验为新药上市后由申请人进行的应用研究阶段。其目的是考察在广泛使用条件下药物的疗效和不良反应、评价在普通或者特殊人群中使用的患者受益与风险关系等。是在药品说明书指导下用药的临床研究，用以补充Ⅱ、Ⅲ期临床研究中未观察到的不良反应，尤其是在老年人、肝肾功能较差的患者、心血管疾病患者等特殊人群用药后可能产生的不良反应，而这些人群在前面的临床研究中都是被排除的。

311. 什么是临床研究中的知情同意？

为了保护受试患者参加临床研究中的权益、使他们了解研究药物的性质及试验的过程，我国和国际上都建立了相应的《新药临床研究质量管理规范》，简称 GCP 规范。要求所有临床研究都必须通过伦理委员会审批，审批的内容包括临床研究方案、知情同意书等。知情同意书是为参加临床研究的受试者（健康志愿者及患者）提供的一份书面文件。参加临床研究之前，研究者（临床医生）会就这份告知书的内容向受试者讲解，其中包括临床研究的内容、背景、新药的作用机制、已经获得的临床研究结果、将要开展的临床研究内容、受试者可能面临的风险、可能得到的受益等，最重要的是受试者必须是自愿参加的，而且随时可以退出，受试者的隐私是得到保护的。受试者可以在医生与他进行知情同意谈话时充分的提问并应当得到答案，患者在自愿的情况下签署知情同意书，同时可以保留这份同意书。签署知情同意书后就意味着参与了临床研究。作为受试患者，如果愿意参与临床研究，就应当积极配合医生（研究者），包括及时向医生通报自己的感受、不适，及时到医院就诊，进行各种检查，在家中服药时要认真记录服药情况，填写患者日志，有时还要定时测量血压等。这些内容都是临床研究中需要观察的安全性资料，这些对于评价一个药物的安全性和有效性极为重要。一个患者在参与了临床研究时，也是临床研究的重要成员了，他是整个研究组的观察对象，会得到所有研究者的关心和照顾，因此，配合临床研究工作也是受试者的义务，受试者有责任把自己的真实情况告诉医生，以便医生评价，并对他的治疗做出正确的决定。

如果患者的疾病进展了或者医生认为他已不适合留在研究中，医生会让他终止研究，并且为他提供其他治疗方案，这时受试患者要服从研究医生的决定。还需要注意：在知情同意书中通常有两个联系方式，一个是研究医生的电话，一个是伦理委员会的电话，受试患者有关于研究或医疗方面的问题，可以打电话给研究者，如果有关于受试者权益方面的问题，可以与伦理委员会联系，将会得到相应的解答。

（四）中医治疗

312. 中药治疗在食管癌患者中的作用怎么样？

目前，西医对食管癌采用手术、放疗、化疗为主的综合治疗。已有的数据证实，手术和（或）放疗、化疗，能有效的治疗食管癌，延长患者的生存时间，减轻患者的症状和痛苦，提高患者的生活质量。而中药可作为食管癌的辅助治疗方法。食管癌患者放化疗过程中，正确、适当的应用中药，可以部分减轻放化疗的毒副作用，提高机体的免疫力，改善身体状况，以利于患者顺利完成治疗。手术治疗后的患者，可能会有消化吸收功能的障碍，出现腹泻、腹胀；放化疗的患者，身体状况恢复不佳，体质虚弱，适当地服用中药，有助于患者消化功能的改善和体力恢复，有助于患者身体的康复。

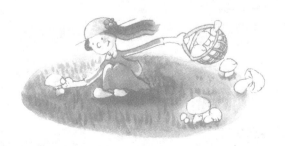

313. "偏方"、"秘方"在食管癌治疗中有用吗？

在食管癌的治疗上，应该相信科学，实际上是不存在什么"偏方"、"秘方"的。所谓的"偏方"、"秘方"，什么"神医"、"神药"，都是骗人的。如果不到正规医院进行规范的治疗，而是偏听、偏信，不仅是被骗钱财，更主要的是使患者失去了治疗的最佳时机和手段，只会加重病情，危及生命。

314. 有抗肿瘤的中药吗？

中医治疗肿瘤的常用药物种类繁多，包括扶正固本、清热凉血、理气解郁、化痰散结、活血化瘀和以毒攻毒等。按照中医传统理论和中药学知识来分析，并没有所谓的专门"抗癌"中药。随着现代中药药理学研究不断深入，逐渐发现一些中药（或者中药单体成分）对癌细胞具有一定的杀伤和抑制作用，也就相

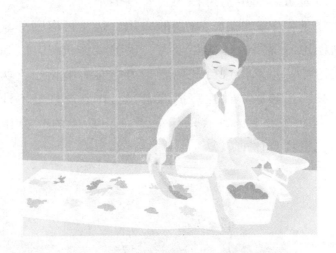

应的出现了抗癌中药的说法。这类具有抗癌作用的药物，往往被多数人直观的理解为具有杀伤癌细胞作用的中药，甚至被拿来与化疗药物类比，这种观点并不准确。大家平时所说的抗癌中药，主要是狭义上的抗癌中药，专指以毒攻毒类药物。其实，具有抗癌作用的中药既包括以毒攻毒类药物，也包括扶正固本类药物和各种清热解毒、化痰散结、活血化瘀类药物，这些都属于广义上的抗癌中药。

目前已开发、研制出许多抗肿瘤中药应用于临床，对肿瘤有一定的治疗作用，并能改善患者身体状况，提高机体免疫力，提高患者的生活质量。抗肿瘤中药治疗可以作为肿瘤的辅助治疗手段，但是不能作为主要的、首选的治疗手段，而且应该在肿瘤专科医院，在肿瘤专科医生的指导下进行使用。切不可盲目听信所谓的广告宣传、"祖传秘方"、"专家介绍"等，服用所谓的抗癌特效中药，而放弃规范的、正确的治疗。

315. 中医在肿瘤治疗中有哪些优势？

手术、放疗、化疗在中医看来皆是祛邪的手段，这些治疗方法在最大程度地减少肿瘤负荷，杀灭癌细胞的同时，不可避免地会损伤正气，使患者免疫功能受损、抵抗力下降。中医认为恶性肿瘤属于正虚邪实的疾病，治疗过程中强调整体观念、辨证论治，一方面要"扶正"，一方面要"祛邪"，重在扶正固本，兼以祛邪。虽然中医药直接抗癌作用不显著，但能够减轻放化疗引起的恶心、呕吐、食欲减退、乏力、白细胞计数减少、免疫功能下降等不良反应，改善患者症状、提高生存质量。现代中药药理研究发现许多中药正是通过调节肿瘤患者的机体免疫功能达到抑制肿瘤的目的，特别是补益类及活血类中药。在恶性肿瘤治疗中，中西医各有优势，不能互相替代。

316. 中医药配合放化疗能同时进行吗?

许多患者和家属会有这样的疑问:中药与放射治疗或化疗药物会不会有冲突?会不会影响放化疗的效果?它们能同时进行吗?多年来,大量的临床实践告诉我们,中医药与放化疗之间不会发生冲突,截至目前没有患者因为接受中医药治疗而降低放化疗效果的确切依据。中医治疗是肿瘤综合治疗方法之一,适用于肿瘤患者治疗的各阶段。在不同阶段,中医药扮演不同的角色、发挥不同的作用。放化疗期间,西医治疗方法是抗肿瘤治疗的主力军,其治疗本身具有较强的"杀伤力",不仅能够杀死、抑制肿瘤细胞,对人体正常的细胞也会带来不同程度的损伤,表现为骨髓功能、消化系统、神经系统等方面的不良反应。此时中医治疗处于辅助地位,侧重于为放化疗"保驾护航"。通过益气扶正、填精养血、调理脾胃等治疗方法,改善或减轻患者乏力、失眠、恶心、呕吐、食欲减退、便秘、手足麻木、**骨髓抑制**等不良反应和症状,目的在于使患者的放化疗得以较顺利的进行,这个阶段中医治疗并不以抗肿瘤为主要方向,也不建议过多使用以毒攻毒的抗癌中药。

317. 常用的滋补食物有哪些?

食疗所用的食物以平性居多,温热性次之,寒凉性食物最少。常用的平性食物有赤小豆、黑豆、木耳、百合、莲子、菜花、土豆、鲤鱼、山药、桃子、四季豆等;温热类食物有牛肉、羊肉、鸡肉、虾肉、蛇肉、黄豆、蚕豆、葱、姜、蒜、韭菜、香菜、胡椒、红糖、羊乳等;凉性食物有猪肉、鳖肉、鸭肉、鹅肉、菠菜、白菜、芹菜、竹笋、黄瓜、苦瓜、冬瓜、茄子、西瓜、梨、柿子、绿豆、蜂蜜、小米等。药粥是食疗的重要方法之一，简便易行，效果显著。常选用粳米或糯米为原料，二者具有健脾益气、滋补后天的作用，常常与山药、龙眼、大枣、莲子、薏米等可食用的中药同煮成粥，不仅增加补养脾胃的功效，而且能够增添药粥的色、形、味。气虚者，可以选用党参、黄芪、茯苓、薏米、大枣、莲子等药物；阴虚者，可以选择太子参、石斛、枸杞、百合、粳米、荸荠等药物；胃热者可以选用竹叶、生地、粳米、麦冬、白茅根等药物。

318. 肿瘤患者放化疗后练习气功是否有益？

气功是具有广泛群众基础的养生保健锻炼方法，也是传统中医药学的重要组成部分。无论哪一种功法都强调练习时要充分放松身体和情绪，注重呼吸、意识的调整，与身体活动保持协调，有利于调节生理功能、减轻心理压力，这一点对于肿瘤患者的治疗康复来说是有益的。需要特别注意的是，要在各类气功中正确选择动作幅度较小、难度不大的，切忌练习体力要求较高、动作繁复的，以免加重身体负担。选择哪一种气功，练习多长时间，一定要根据自己的疾病状况以及对身体起到的作用来确定。切忌迷信所谓的"特异功能"，以免走火入魔。

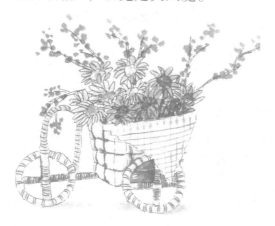

（五）输血相关问题

319. 食管癌术中是否需要输血？输注亲属的血是否更安全？

食管癌手术一般情况下不需要输血，只有在术前贫血或术中、术后失血量较大，才考虑输血。通常情况下，失血量在自体血容量 10% 以下不需输血；血容量减少在 10%~20% 时，也可不输血，但需补充适量的晶体溶液或胶体溶液；当失血量占血容量 20%~50% 时，在补充适量的晶体溶液或胶体溶液的同时，应输红细胞比容为 70% 的浓缩红细胞，使患者体内红细胞比容达到 35%；当血容量减少在 50% 以上时，除输浓缩红细胞、晶体溶液或胶体溶液外，还应输血浆或新鲜全血，必要时还需输浓缩血小板。

直系亲属不能相互输血是一个医学常识，只是很多人都被电视剧里演绎的亲属输血剧情所误导。"献血法"中明确规定，为保障公民临床急救用血的需要，国家提倡并指导择期手术的患者自身储血，动员家庭、亲友、所在单位及社会互助献血。对于亲友互助献血，人们会有一个误区，就是亲属献血之后，血直接给直系亲属用。事实上，亲朋好友参加互助献血之后，血站会规避直系亲属间相互用血。因为有时直系亲属间输血后并发移植物抗宿主病的危险性比非亲属间输血的危险性要大得多。再者，很多人觉得自己的亲人平时身体看上去很健康，这并不能真正代表亲人身体真的健康，有一些病症有很大的潜伏性，仅凭人们的肉眼根本无法判别。因此，患者输血治疗应避免使用亲属供者的血液，亲属献血后可由血液中心调剂使用。

320. 全血和成分输血的疗效谁更好？

将供者血液的不同成分应用科学方法分开，依据患者病情的实际需要，分别输入相关血液成分，称为成分输血。成分输血的比例是输血治疗现代化的重要标志。目前国际上输成分血的比例已经达 90% 以上，我国也已普遍采用成分输血，全血已很少使用。成分输血具有以下几点好处：①疗效好，依病情需要，缺什么输什么，可提高治疗效果，如贫血患者输注红细胞，血小板减少患者输注血小板；②副作用小，减少输血传染疾病的机会；③便于保存和运输，不同血液成分保存条件不同，如新鲜冷冻血浆可在 -20℃ 以下保存 1 年，而血小板在 22±2℃ 的温箱内仅能保存 5 天；④节约血液资源，血液来自献血者的无私奉献，资源宝贵，将一袋血分成几种成分可治疗多个患者。

321. 为什么将 Rh 阴性血叫"熊猫血"？

人类红细胞血型由多达 30 多种的血型系统组成，ABO 血型与 Rh 血型只是其中的两种，但 ABO 和 Rh 血型系统是目前与人类输血关系最为密切的两种血型系统。大家所熟知 ABO 血型系统将血型分为 A 型、B 型、O 型和 AB 型。而 Rh 血型系统则是将血型分为 Rh 阳性和 Rh 阴性。在给患者输血前对供血者和受血者这两种血型都要进行检测，以免出现输血严重的反应。那么什么叫 RhD 阴性血呢？当一个人的红细胞上存在有 D 血型抗原时，则被称为 RhD 阳性，用 RhD（+）表示；当缺乏 D 抗原时即为 Rh 阴性，用 RhD（-）表示。RhD（-）的分布因种族不同而差异很大，在白种人中的比例较高，约 15%。而在我国汉族人群中绝大部分人为 RhD 抗原阳性，RhD 阴性者比例不足 1%，因为极其罕见，类似于国宝大熊猫，因此，RhD 阴性血又被俗称"熊猫血"。RhD 抗原对临床输血至关重要，"阴性血"患者如接受了 RhD 抗原阳性的血液则有可能引起严重的溶血性输血反应。

322. 血型检测常见结果包括哪些？

自从 Landsteiner 于 1900 年发现 ABO 血型后，至今已命名 30 种红细胞血型系统，发现了 300 多个血型抗原。目前与人类输血关系最为密切的是 ABO 和 Rh 两种血型系统。通常所说的血型检测是指 ABO 血型检测，在人群中分布有四种，分别是 A 型、B 型、O 型、AB 型。有数据显示我国汉族人群四种血型频率分别为 20%～30%、20%～38%、30%～40%、6%～12%。Rh 系统中最为重要的为 D 抗原，RhD 血型分阴性和阳性两种，另外，Rh 系统的 C、c、E、e 抗原也与输血密切相关，如果抗体阳性的患者输入有相应抗原的红细胞则可能引发溶血性输血反应。

323. 肿瘤患者何时需要输注红细胞？

肿瘤患者贫血大多是由于长期营养消耗，慢性失血以及放化疗等治疗对骨髓造血功能的抑制所引起。当患者 Hb>100g/L，不建议输血；当患者 Hb 在 60～100g/L 之间，由临床医生根据需要决定，不伴有濒危状况或特定治疗需要时，建议暂不输血，如患者需接受手术或放化疗，则可适当输注红细胞并联合药物治疗；当患者 Hb<60g/L，建议输注红细胞以改善患者贫血或缓解濒危状况。

324. 肿瘤患者输血有哪些风险？

目前，我国各级医疗机构为患者提供的血液供血机构已经按国家规定采用合格试剂进行了严格的检测，但受当前科技水平的限制，仍难以避免输血所致的各种传播性疾病和不良反应，输血治疗存在一定风险，主要包括以下情况：①溶血反应；②非溶血性发热反应；③**过敏反应**；④感染病毒性肝炎、艾滋病、梅毒等；⑤感染巨细胞病毒、EB 病毒、疟疾等；⑥输血相关移植物抗宿主病；⑦输血相关急性肺损伤；⑧循环负荷过重；⑨血液输注无效等。另外，肿瘤患者输注红细胞可能对机体的免疫系统产生一定抑制，从而加速肿瘤的复发与转移。

325. 肿瘤患者输血会促进肿瘤的复发吗？

会的，自 1982 年 Burrows 等首先报告结直肠癌围术期接受异体血输注的患者 5 年生存率明显低于未输血患者以来，至今已有大量的研究表明输血会促进肿瘤复发，降低肿瘤患者的长期生存率。围术期输血可以抑制患者的特异性和非特异性免疫，导致肿瘤细胞发生免疫逃逸，增加肿瘤术后的复发率。输血引起免疫抑制的确切机制较为复杂，目前还有待进一步研究。可能与单核-巨噬细胞降低、T 淋巴细胞及其他亚群的改变、细胞因子的作用以及白细胞碎片和血浆产物所致的免疫功能抑制有关。因此，肿瘤患者的输血决定需要在充分的权衡利弊后作出，在技术条件成熟的医院，对于未发生转移的早期肿瘤患者，如患者身体情况允许，可首先考虑自身输血。

（六）止痛

326. 什么是癌性疼痛？疼痛分几级？

癌性疼痛是由于肿瘤在局部或转移部位侵犯或压迫神经纤维所造成的疼痛。癌性疼痛是肿瘤发生发展中的并发症状，疼痛的性质及范围取决于肿瘤生长的部位及对周围神经侵犯的程度。

疼痛是一种令人不快的主观感受，为了能够客观地评价疼痛的程度、合理地选择止痛药物治疗及评价止痛效果，医学上制定了多种评价疼痛程度的方法，以下三种是目前世界范围内通用的评估标准。

（1）疼痛程度数字分级法（NRS）：使用疼痛程度数字评估量表。疼痛程度分为：轻度疼痛（1~3），中度疼痛（4~6），重度疼痛（7~10）。

（2）疼痛程度面部表情评分法量表：参照面部表情疼痛评分量表，此表用于表达困难的患者，如儿童、老年人，以及存在语言或文化差异或其他交流障碍的患者。

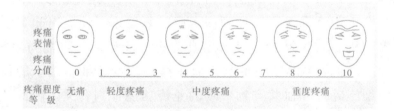

疼痛程度面部表情评分法

（3）主诉疼痛程度分级法（VRS）：根据患者对疼痛的表述，将疼痛程度分为：

轻度疼痛：有疼痛但可忍受，生活正常，睡眠无干扰。

中度疼痛：疼痛明显，不能忍受，要求服用镇痛药物，睡眠受干扰。

重度疼痛：疼痛剧烈，不能忍受，需用镇痛药物，睡眠受严重干扰，可伴自主神经紊乱或被动体位（指不能依靠自身的力量来调整或变换肢体的位置，处于一种固定而不适的状态）。

327. 世界卫生组织将疼痛程度分为几级？每级的标准是什么？

世界卫生组织将疼痛的程度分为 5 级，具体分级标准如下：0 级：不痛；1 级：轻度痛，为间歇痛，可不用药；2 级：中度痛，为持续痛，影响休息，需用止痛药；3 级：重度痛，为持续痛，不用药不能缓解疼痛；4 级：严重痛，为持续剧痛伴血压、脉搏等变化。

328. 如何向医生描述患者的疼痛？

首先，应该向医生准确描述疼痛的部位：哪里感到疼痛？哪里疼痛最明显？是否伴随其他部位的疼痛？疼痛部位是否游移不定？其次，要告诉医生疼痛发作的特点：是持续痛还是间歇痛？什么因素使疼痛加剧或缓解？一天中什么时间感到最痛？如果是间歇痛多长时间发作一次？最后要向医生描述患者感受的疼痛程度：是轻度、中度、重度还是严重痛？

特别要注意的是，对疼痛程度的诊断应该是依据患者所表述的感觉，而不是医生认为"应该是怎样的程度"。所以正确向医生描述患者的疼痛可以帮助医生对患者进行有效地治疗。

329. 世界卫生组织推荐的治疗癌痛三阶梯止痛方案是什么?

为了提高癌症患者的生活质量,到达持续镇痛的效果,使癌痛患者夜间能够睡觉,白天休息、活动、工作时无痛,世界卫生组织推荐采用三阶梯止痛方案,其具体分类如下:

第一阶梯:应用非阿片类药物止痛,加用或不加用辅助药物。

第二阶梯:如果疼痛持续或加剧,在应用非阿片类镇痛药基础上加用**弱阿片类药物**和辅助药物。

第三阶梯:强阿片类药物与非阿片类镇痛药及辅助药物合用,直到患者获得完全镇痛。

如果疼痛仍然持续,应进行神经破坏或介入治疗等有创性治疗。尽量维持无创性给药途径,这种途径简单、方便、安全、费用低。

330. 三阶梯止痛方案常用的镇痛药都有哪些?

第一阶梯:轻度镇痛药,以非甾体类药物为主。常用的有阿司匹林、意施丁(消炎痛控释片)、泰诺林(对乙酰氨基酚为主)、百服宁(对乙酰氨基酚为主)、必理通(对乙酰氨基酚)、散利痛(对乙酰氨基酚+咖啡因等)、芬必得(布洛芬)、扶他林(双氯芬酸钠)、凯扶兰(双氯芬酸钾)、奥湿克(双氯芬酸钠+米索前列醇)、奇诺力(舒林酸)、莫比可(美洛西康)、萘普生、西乐葆等。

第二阶梯:中度镇痛药,以**弱阿片类药物**为主。常用的有奇曼丁（盐酸曲马多缓释片）、泰勒宁（氨酚羟考酮）、路盖克（可待因+对乙酰氨基酚）、氨酚待因（可待因+对乙酰氨基酚）、双克因（酒石酸二氢可待因控释片）、泰诺因（可待因+对乙酰氨基酚）、盐酸丁丙诺啡舌下片、强痛定针剂等。

第三阶梯：重度镇痛药，强阿片类药物。常用的有美施康定（硫酸吗啡控释片）、奥施康定（盐酸羟考酮控释片）、多瑞吉（芬太尼透皮贴剂）、盐酸吗啡片剂及针剂、盐酸哌替啶（杜冷丁）片剂及针剂等。

331. 三阶梯镇痛方案的基本原则是什么？

三阶梯镇痛方案的基本原则为：按阶梯用药，无创用药，按时用药，用药个体化，注意具体细节。

按阶梯用药：①根据患者的疼痛程度给予相应阶梯的药物，如果患者就诊时已经是重度疼痛，就应该直接使用重度镇痛药，无需从第一阶梯开始；②在使用第一或第二阶梯药物时，其镇痛作用都有一个最高极限（天花板效应），因此，在正规使用第一、第二阶梯药物后，如果疼痛不能控制，不应再加量、换用、联用同一阶梯的镇痛药物，应选择更高阶梯的镇痛药物；③第三阶梯代表药物为吗啡，此阶梯药物没有"天花板效应"，如果常规剂量控制疼痛效果不佳可以逐渐增加吗啡剂量，直至完全控制疼痛为止。

无创用药：在可能的情况下尽量选择口服、透皮贴剂等无创方式给药，这种用药方式简单、经济、方便、易于患者接受，并且不易产生成瘾性及药物依赖性。

按时用药：按规定时间间隔给药，不论患者当时是否有疼痛发作，而不是等到患者痛时才给药，这样可保证达到持续镇痛的效果。

用药个体化：不同的患者对麻醉性镇痛药的敏感度存在个体差异，而且差异度可能很大，同一个患者在癌症的不同病程阶段疼痛程度也在发生变化，所以阿片类药物没有标准用量，要时刻根据患者的疼痛缓解状况增、减用药剂量，凡是能够使疼痛控制的剂量就是正确的剂量。

注意具体细节：对服用镇痛药的患者要注意监护，密切观察其反应，目的是使患者获得最佳镇痛而发生最小的副作用。

332. 癌痛患者应该什么时候开始止痛治疗？

目前主张，癌症患者一旦出现疼痛就应及早开始止痛治疗，而不必忍受疼痛的折磨。疼痛会影响患者的生活质量，使患者无法正常睡眠、正常工作、正常娱乐等，一部分患者还会出现抑郁、焦虑、消沉等心理障碍。早期的癌痛在疾病未恶化时，及时、按时用药比较容易控制，所需镇痛药强度和剂量也最低，还可避免因治疗不及时而最终发展成难治性疼痛。

333. 阿片类药物的毒副反应有哪些？出现后应立即停药吗？

阿片类药物常见的毒副反应主要为便秘（发生率90%）和恶心、呕吐（发生率30%），其他包括眩晕（发生率6%）、尿潴留（发生率5%）、皮肤瘙痒（发生率1%）、嗜睡及过度镇静（少见）、躯体和精神依赖（少见）、阿片过量和中毒（少见）、精神错乱及中枢神经毒副反应（罕见）。除便秘以外，其他的毒副反应一般出现在用药初期，数日后患者都会逐渐耐受或自行消失。出现便秘者可采用对症治疗，不影响患者继续用药。在医生正确指导下用药，其他少见和罕见的毒副反应可减少或避免发生。所以患者不必担心阿片类会发生严重毒副反应而停药。

334. 食管癌患者手术前疼痛的主要原因是什么？

少数患者术前即有持续胸背痛，以夜里为重，多数是因肿瘤外侵（脊）椎前组织所致，靠治疗肿瘤才能根本缓解疼痛。另一种少见的情况是患者有吞咽疼痛，这是早期食管癌的症状之一，随着病变的进展，吞咽疼痛反而可能减轻。

335. 食管癌患者手术后疼痛的主要原因有哪些？

术后疼痛产生的原因：①切断肋骨和肋间神经，产生痛觉，有时是麻胀、酸痛或压迫感；②切口痛，来自皮肤和软组织。术后慢性疼痛，主要原因是肋间神经痛觉过敏。疼痛可能持续几周或几个月，多能逐渐缓解。严重时可应用肋间神经阻滞止痛。

336. 食管癌患者术后止痛的最佳方法是什么？

术后止痛效果最好且副作用最少的方法是硬膜外局部神经阻滞止痛：即术前麻醉时硬膜外穿刺置管，术后疼痛时可间断经此管推注止痛药。优点：局部原因局部处理，直接作用于肋间神经根，止痛效果好且持续时间长，不涉及全身不良反应。缺点：硬膜外穿刺有一定技术要求；每天最好推两次以上，否则容易堵管。

337. 食管癌患者术后常用的肌注、皮下注射的止痛药物有哪些？

肌注或皮下注射阿片类止痛剂，如吗啡、哌替啶或强痛定。优点：起效快，止痛强度大。缺点也明显：作用时间短，有成瘾性，副作用大。此类药只适合临时使用，不能长期使用。其中吗啡是首选。

338. 食管癌患者手术后常用的口服止痛药物有哪些？各有什么优缺点？

（1）长效阿片类止痛剂，如奥施康定，美施康定。优点：口服方便，止痛效果好，持续时间长，没有成瘾性。缺点：管制类药物，注意胶囊制剂不能经鼻饲输入。

（2）解热镇痛类镇痛药，如泰乐宁、芬必得、盐酸双氢可待因。优点：可长期服用，副作用少。缺点：止痛强度较小，持续时间短。

339. 食管癌患者手术后长期慢性疼痛怎么办？

术后长期慢性疼痛且试用多种止痛药效果仍然不佳时，建议采用肋间神经阻滞（即在肋间神经旁注射麻醉药物）止痛。优点是：局部原因局部处理，直接作用于肋间神经根，止痛效果好，不涉及全身副反应。缺点：持续时间不够长，可能需要反复注射。

340. 怎么样使用多瑞吉止痛贴（芬太尼透皮贴剂）？

患者是否可以使用多瑞吉止痛贴应遵循医嘱。多瑞吉止痛贴使用时应该贴在躯干或上臂平整的无皱褶部位。最好是无毛发或毛发较少、不容易出汗的部位。贴之前要清洗使用的部位，使用清水，不要使用肥皂、沐浴乳等刺激皮肤的清洁用品。因碱性清洁剂可以改变多瑞吉止痛贴的特性。需要贴止痛贴的部位要干燥、没有破溃的皮肤。多瑞吉止痛贴打开包装后应该马上使用。贴好后，用手掌按压 30 秒钟，保证止痛贴的药物与皮肤完全接触，特别是边缘要贴实，避免有卷边出现而影响药物的使用。一贴可以持续贴 72 小时，更换新的止痛贴时需要更换所贴的部位，72 小时后可以重复使用相同的部位。

（七）营养

341. 什么是膳食纤维，有什么作用？

膳食纤维是指来源于植物的不被小肠中消化酶水解而直接进入大肠的多糖和极少量木质素类物质。其分为可溶性的膳食纤维

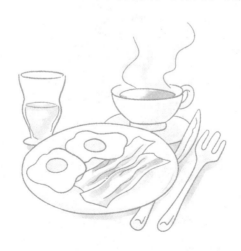

（果胶、树胶和植物多糖等）和不可溶性膳食纤维（纤维素、木质素和半纤维素等）。膳食纤维来源于谷类纤维、燕麦纤维、番茄纤维、苹果纤维、魔芋葡聚糖纤维、抗性淀粉等。可溶性膳食纤维可减缓葡萄糖在小肠吸收、降低血清胆固醇、延缓胃排空等的生理功能。不可溶性膳食纤维可增加粪便的重量、刺激肠蠕动、减少粪便的通过时间。

342. 何谓膳食宝塔？

膳食宝塔是中国营养学会推荐的食谱。塔底由五谷杂粮组成，塔的中部是蔬菜和水果，塔上部是肉类、家禽、水产品、蛋类、豆类和奶制品，塔尖是高脂食物。

推荐每天标准为：油 25 ~ 30g、盐 6g；奶类及奶类制品300g；大豆类及坚果 30 ~ 50g；畜禽肉类 50 ~ 75g、鱼虾类 50 ~

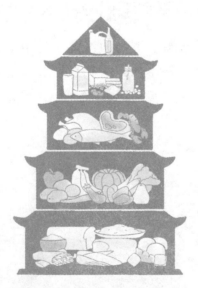

中国居民平衡膳食宝塔示意图

100g、蛋类 25～50g；蔬菜 300～500g、水果 200～400g；谷类、薯类及杂豆 250～400g；水 1200ml。

343. 肿瘤患者营养不良常见症状有哪些？如何解决？

最常见症状是厌食，还有味觉迟钝、口干、吞咽困难、腹胀、便秘、腹泻、食管炎和肿瘤恶病质状态。厌食可通过心理调整和食物加工方法改进来减轻症状；味觉迟钝可少量多餐，多食水果蔬菜，增加食物色泽和香味；吞咽困难者，如症状不严重，可进软食，但不要进流食，以免造成食物吸入呼吸道，症状严重者，可采用管饲或肠外营养；出现腹胀，可少食多餐，餐后多活动，避免食产气食物；便秘是由于食入膳食纤维少，活动减少和使用麻醉药品有关。应多食纤维类水果蔬菜；腹泻因化疗、腹部放疗或肠道手术所致，应调整饮食，多吃富含纤维素食物，少食刺激性食物；恶病质是肿瘤晚期表现，应改善患者营养方式，提高生命质量。

344. 营养状态差的食管癌患者为什么术前需要营养支持？

食管癌手术属于大手术，对身体的打击大，因此对患者的全身情况要求较高。营养不良导致患者全身情况变差，将增加手术并发症（术后身体恢复出问题），死亡风险也增加。长期进食差，就意味着患者已存在营养不良，因此有必要给予营养支持，有利于术后顺利恢复。

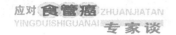

345. 手术前营养支持的方法有哪些?

若患者可进流食,首选口服肠内营养制剂(如瑞代,维沃)——经过营养配方的专用营养制剂,特点是营养全面,好吸收产生大便少;其次是牛奶加糖或营养粉剂。若患者是滴水不入,则需要肠外营养支持(静脉营养),按计算公式补充人体所需的至少6种营养成分。

346. 什么是清流食、流食、半流食、软食?

(1)清流食:指经熬制后不含任何固体成分的饮食,包括米汤、面条汤、豆浆、果汁、蔬菜汤、肉汤、鱼汤、鸡汤、排骨汤等。

(2)流食:指含少量不成形固体成分的饮食,包括稀粥、烂稀面条、芝麻糊、蜂蜜等。

(3)半流食:烂面条、米粥、酸奶、肉松、蔬菜泥、肉泥(鱼肉、鸡肉、猪肉)、果泥、豆腐脑等。

(4)软食:蔬菜(蒸、炖、熬)、肉类(蒸、炖、熬、煮)、豆腐等。

347. 食管癌术后为什么一般7天后才能开始吃东西?

食管癌手术切除了部分食管,将食管和胃连接上保证了消化道的完整性,这个接口即吻合口。吻合口大约需要7天才能长牢固,这时进食才比较安全。若提前进食,吻合口还未长好,食物会漏入胸腔,造成严重感染。

348. 食管癌术后鼻孔中放置的两根管子分别起什么作用？

两根管一般是一根粗，一根细。粗的管子是"胃管"，专用于吸出消化液，保护手术的吻合口不被消化液腐蚀；细的管子是"十二指肠营养管"，位于人体内的一端在十二指肠内，保证鼻饲的液体不经过吻合口，直达人体消化器官——十二指肠，专用于输营养液或口服的药物。

349. 食管癌术后常用的营养支持途径有哪些？

食管癌术后营养支持的途径主要有肠内途径（营养液输入小肠而被吸收）和肠外途径（营养直接输入静脉）。当然，首选途径是肠内途径，但由于患者适应等原因，肠内营养不能完全替代肠外营养，故两种方法通常在临床工作中都使用，相互补充。

350. 食管癌术后营养支持为什么首选肠内营养？

各种营养元素尽量通过肠内途径补充，较肠外途径，具有明显的优点：①营养成分最接近食物，最全面；②营养从人体吸收营养的器官——小肠吸收，安全，减少了输液反应和对血容量的不利影响，副作用少；③方便，患者根据自己情况，自己随时补充和调整；④经济，较肠外营养省钱；⑤避免**肠屏障功能**低下而导致的感染。

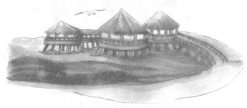

351. 食管癌患者术后的饮食如何恢复？

食管癌术后患者的饮食务必要严格遵照医嘱进行，一般情况下会按照禁食水→鼻饲→经口进食的顺序进行，具体时间由医生根据患者的具体情况确定。

（1）禁食水阶段　需严格遵照医嘱，不可下咽唾液，以免污染手术伤口；注意口腔卫生。

（2）鼻饲阶段　鼻饲为通过鼻饲管（一根由鼻腔置入直至小肠内的软管）给患者喂食的方法。在鼻饲阶段需注意，营养液应为全流食（以防堵塞鼻饲管），营养均衡，如米汤、果汁、菜汤、肉汤等，一次只选用一种，不宜太过油腻，温度为38~40℃，当日配制、当日使用；如出现恶心、腹胀、腹泻等症状，应停止滴注并通知医生；患者在鼻饲过程中应取半卧位或坐位，以避免营养液反流污染伤口；鼻饲所用器具应注意清洗和消毒，鼻饲后用30~50ml温水冲洗鼻饲管。鼻饲量可由少到多，每日少量多次，速度由慢至快。

（3）经口进食阶段　时间要严格遵医嘱，刚开始饮水时需小口慢咽，如出现剧烈呛咳、胸闷、心慌需停止饮水并通知医生；刚进食时以流食为主，辅以鼻饲，逐步过渡至半流食、软食、普食；特别注意需少食多餐、细嚼慢咽；进易消化的食物；避免生冷硬的食物，包括硬质药片；饭后2小时不要平卧，睡觉时可将枕头垫高，防止食物反流。

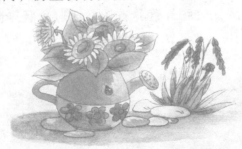

食管癌患者术后鼻饲方法

鼻饲天数	鼻饲内容	鼻饲速度	鼻饲频率	鼻饲总量
第1天	温水	30~40ml/h 开始，逐渐增至 100ml/h	4 次/日	500ml
第2~3天	营养液	100~150ml/h	4~6 次/日	1000~1500ml
第3~4天起	营养液	150~200ml/h，以患者能够耐受为宜	少量多次	1500~2000ml；长期鼻饲者可增至 3000ml 以上

★由于患者的个体差异，每日摄入量应以患者具体的需求度为准，并遵医嘱。

352. 食管癌患者手术出院后如何进行饮食调整？

因为是消化道手术，所以术后解剖结构的改变必然使进食的习惯改变。如果饮食没能尽快恢复，则全身状态难以尽快恢复，可能将影响后续的辅助治疗。①食物软硬的要求：出院时患者多已进食面条和大米粥，这样出院 1 周应进食馄饨、饺子，出院两周应进食米饭、馒头，出院 1 个月能吃较硬的食物（如烙饼）。如果术后长期吃面条和稀粥，将有可能增加食管胃吻合口狭窄的机率。②进食习惯的调整：原则是怎么舒服，就怎么吃。一般情况下，先从细嚼慢咽，少量多餐开始，逐渐增加每餐的进食量和减少进餐的次数。饭后应少许慢步活动，有助于食物的排空和消化。

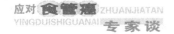

353. 食管癌患者手术后进食的不良反应有哪些?

（1）吞咽不畅：因为手术切除了贲门，如吻合口直径太大，将明显增加胃酸反流，故人工的食管胃吻合口常规直径是25mm，且人工的吻合口也是靠瘢痕愈合，较正常食管缺乏弹性，故轻度吞咽不畅（进食馄饨、饺子顺畅）可不用处理。若仅能进半流食，则需要明确是否有吻合口狭窄，这时应行胃镜检查：一方面除外肿瘤复发，另一方面判断是否需要扩张治疗。如需要，一般扩张 2~3 次，进食将明显改善。每次扩张后，要坚持吃米饭、馒头类较硬的食物，以保持扩张的成果。

（2）腹泻：这是消化道结构改变的远期并发症，是功能性的，而非细菌性肠炎，故用抗生素反而有害。先调整食物种类（如有些人吃鸡蛋或油腻食物时易诱发），再适当口服治疗功能性腹泻的药物或助消化的药物，中药也可尝试。

（3）反流：尤其是食管胃吻合口位置较高时易发生，因为贲门已切除，失去了抗反流的机制。先调整饮食习惯，尤其是晚饭，减少流食和饮水量，睡前适当慢步活动，再口服增加胃动力药物和抑制胃酸分泌的药物。

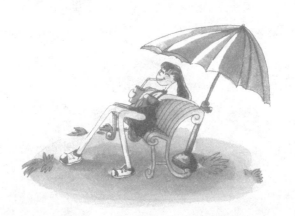

四、复查与预后篇

354. 治疗后什么时间复查？间隔多长时间复查 1 次？

一般建议食管癌患者手术后 3 个月时，做第 1 次复查。手术后第 1 年，一般每 3 个月复查 1 次。手术后第 2~3 年，每 6 个月复查 1 次。以后每年至少复查 1~2 次。期间，如有任何不适，比如，一直进食情况良好，又间断出现进食不顺，逐渐有所加重；声音嘶哑，进食、水呛咳；近期未受凉感冒，却出现咳嗽的症状，并持续存在等，应及时来院检查。

355. 食管癌患者手术后复查都需要做什么检查？

食管癌患者术后复查，一般常规需要做如下检查：

（1）食管造影　主要观察食管-胃吻合口有无狭窄，钡剂是否通过顺畅，上方食管和胸胃有无异常改变等。

（2）胸部正侧位片　主要观察胸腔术后改变，有无胸腔积液出现，胸胃有无异常，双肺有无实变、新发病灶（转移结节）等。

（3）胸部 CT 扫描　除胸部正侧位片所见外，主要是观察纵隔有无肿大淋巴结，吻合口局部管壁是否增厚，有无软组织影出现；肝、肾上腺有无转移等。

（4）超声（腹部及颈部）检查　主要检查肝、胆、胰、脾、双肾、肾上腺有无异常（如肝转移，肾上腺转移），腹腔、腹膜后淋巴结是否肿大；颈部、双侧锁骨上区有无肿大淋巴结。

（5）血液化验　血液生化、血常规、尿常规，以了解身体营养、肝肾等主要脏器功能状况，肿瘤标志物检查。

如有必要，做胃镜、超声内镜检查；需要时，可做全身骨核素扫描、头颅 MRI 或全身 PET-CT 检查。

356. 复查时发现肿瘤标志物增高该怎么办？

治疗过程中，医生往往会定期检测患者的血清肿瘤标志物，作为判断病情的参考依据。若单次检测出现轻度增高，由于存在某些干扰因素的原因，不能肯定有复发或转移，应遵医嘱复查肿瘤标志物；若复查中肿瘤标志物明显升高或持续增高，则肿瘤进展的可能性极大，需及时进行影像学等检查。

357. 复查肿瘤标志物正常，还需要进行影像学检查吗？

肿瘤标志物是监测恶性肿瘤复发转移的有效手段之一。在复查过程中，若肿瘤标志物异常升高，应警惕肿瘤复发或进展，理应行进一步影像学检查。即使复查肿瘤标志物正常，也不能除外肿瘤复发转移的可能性。因为：①当肿瘤较小或肿瘤细胞释放的抗原量较少时，释放入血的抗原成分非常有限，且被全身的血液大幅度稀释，可能无法被现有的技术检测到，造成检测结果的**假阴性**；②肿瘤细胞本身存在异质性，即使相同病理类型、相同临床分期的患者，其血清肿瘤标志物的浓度也存在很大差异。所以，单靠肿瘤标志物的检验结果难以全面判断病情，需遵医嘱做进一步检查。

358. 食管癌患者复查一定要做胃镜吗？

食管癌患者手术后复查，并不需要每次都做胃镜检查，因为胃镜检查是一种有创检查，存在一定风险（检查前要告知患者及家属相关风险），且有一定的痛苦。但如果有以下情况，则有必要做胃镜检查，如患者近期新出现进食不适、困难的症状，怀疑吻合口出现异常情况（最常见的是肿瘤复发或狭窄）；尽管没有进食不适的症状，但在复查时，上消化道造影检查发现吻合口局部黏膜不规整，有充盈缺损，有软组织影，同时胸部 CT 检查发现吻合口局部管壁增厚，有软组织肿物影等。通过胃镜检查，可以直接观察下咽、吻合口上方的食管有无异常，吻合口有无狭窄（称吻合口狭窄，而非肿瘤复发生长引起的吻合口局部管腔不规则狭窄），有无充血、水肿、溃疡，吻合口有无肿瘤复发，胃内有无溃疡、肿瘤生长，幽门有无异常等。在发现异常时，可以做**活检**，通过病理检查，可以明确诊断和病理类型，使患者及时接受有针对性地治疗，以缓解病情，延长生存时间。

359. 食管癌患者治疗后为何会出现声音嘶哑？该做什么检查？

食管癌患者手术和（或）放疗后，最关注的就是进食情况，是否进食顺利，有无梗阻、反流等，也应注意身体其他的不适感觉，以及时发现是否局部复发或有身体其他部位的转移。但是，有些患者虽然吻合口没有复发，也没有身体其他部位的转移，却可能出现纵隔的淋巴结转移。气管旁、隆突下的淋巴结转移，逐渐肿大，会压迫气管、支气管，故而引起患者的咳嗽、咳痰，有的患者以为是受凉感冒，服用抗感冒药物、止咳药对症治疗无效，且逐渐加重。当纵隔淋巴结转移进一步发展，范围扩大，压迫喉返神经引起喉返神经麻痹时，患者的声带麻痹，会出现声音嘶哑、进食、喝水时呛咳（声带麻痹，吞咽时声门无法关闭，食物、水吞咽时进入气管所致）。因此，当患者出现了一段时间的咳嗽，经内科治疗无效时，即使无进食不适或身体其他不适情况，需警惕有无纵隔淋巴结的转移。要及时去医院做胸部 CT 检查，以便及早发现，尽快确诊、治疗。

360. 复查时 CT 检查发现纵隔淋巴结肿大意味着什么？该如何治疗？

如果患者在复查时，胸部 CT 扫描发现纵隔淋巴结肿大，且对比既往 CT 检查，为新出现的或者既往检查虽有纵隔淋巴结，但此次有所增大、增多，应该考虑为纵隔淋巴结转移，PET-CT 扫描检查有助于明确诊断。建议同时做全面检查，包括食管造影、胃镜、脑 MRI、全身骨扫描等，除外食管癌局部复发、身体其他部位的转移后，则可以对纵隔转移淋巴结进行放射治疗或者化疗。

361. 手术后复查发现锁骨上淋巴结肿大怎么办？

术后复查时发现有锁骨上淋巴结肿大多为转移性。可经过针吸穿刺或锁骨上淋巴结活检明确诊断。胸部 CT 检查可发现、判断是否同时有纵隔淋巴结转移。如无其他部位复发或转移，则采用放射治疗和化疗。

362. 发现有身体其他部位转移（远处转移）怎么办？

食管癌手术后，除有可能局部复发、淋巴结转移外，也可能发生其他部位的转移，如肺转移、骨转移、肝转移、脑转移等。发生远处转移后，一开始患者可以没有不适症状。但随着转移瘤的进展，患者会有相应的症状出现，如咳嗽、气短，腰腿疼痛，肝区隐痛不适，头痛、恶心、呕吐等。无论有无症状，检查发现远处转移，需及时进行以全身化疗为主的综合治疗。如肝转移者还可选择介入治疗；脑转移者可选择脑部放射治疗，然后全身化疗；骨转移需全身化疗，疼痛较重者可使用双膦酸盐类药物治疗，减轻疼痛，改善生活质量，局部放射治疗也是镇痛的有效方法之一。

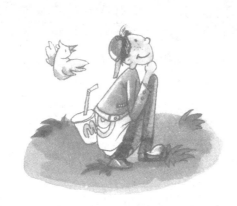

五、心理调节篇

363. 为什么人患肿瘤后心情总是很烦躁？如何应对？

从心理学上讲，烦躁源自压力，恶性肿瘤往往被人们视为不治之症。患肿瘤后，首先健康受到严重威胁，其次将面对治疗过程的痛苦和治疗效果的不确定性，另外还将承受沉重的经济负担，工作生活等方方面面都会发生令人难以适应的变化。心理方面会出现心情沉重、烦躁、抑郁等心理问题，甚至会不知所措。而树立信心，冷静面对，积极治疗是改善生活质量和延长生存时间的首要条件。

首先问自己最担心什么？十有八九您的答案与疾病相关。

然后问自己担心、烦躁对病情有好处吗？能解决问题吗？答案是否定的。烦躁情绪会引起睡眠障碍和食欲下降，吃不下、睡不着哪有体力与疾病做斗争呢？

再问自己如果放松心情，树立战胜疾病的信心，会不会更好？答案是肯定的。

每次烦躁的时候您都可以通过问自己这三个问题来解决。

364. 个人怎样做才有利于与癌症作斗争？

一旦确诊癌症，就是不能改变的客观现实，需要从心态、生活、工作、经济等方面做相应调整。

首先，学会放弃。在诊治和康复期间，放弃物质利益、职务权力、荣誉地位等与疾病治疗无关的包袱，轻松上阵，静心治病养病，切勿讳疾忌医。在细节上可以反省一下，孔子曰："吾日三省吾身"，得病后暂时不用工作，有时间反省自己平时是不是不够注意身体健康？是不是压力太大、情绪不佳、没有按时休息、饮食上不注意？没有人比自己更了解自己，总结一下可能患病的原因，在今后的治疗中避免这些因素，再加上科学合理的治疗，才会增加治愈的可能性。患肿瘤主要的因素在于自身的遗传易感性，不必怨天尤人，将得病归因于他人。

其次，最好到专科医院找专业医生诊治，这是保障疗效的最关键因素。注意甄别真假信息，时刻保持大脑冷静，不要轻信灵丹妙药。有些人有意骗人，有些人完全是无意甚至是出于好意，但需慎重考虑正规医院医生以外的建议。目前肿瘤治疗的主要方法仍为手术、放疗、化疗，部分肿瘤有靶向治疗，中医中药、免疫治疗可配合上述方法，目前还没有革命性的突破。抗癌明星们的经验证明规范治疗、综合治疗、定期复查、发现问题及时处理是提高疗效的关键。

第三，个人建立详尽的诊治档案。用专门的笔记本记录诊治过程，如哪天做了什么检查、什么结果不正常、做过什么治疗、治疗过程中有何不适、医生让我注意什么、下次什么时候检查、见医生时有哪些问题要问等。

最后，注意休息，适当锻炼。

365. 如何正确认识食管癌手术对患者的影响？

一些食管癌患者和家属对手术治疗有恐惧感，有的担心手术和麻醉的风险，害怕在手术台发生生命危险；有的担心手术会使患者大伤元气；有的则错误认为"癌经过手术一动，就会全身

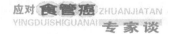

转移或者生长的更快"。外科手术是食管癌治疗的首选治疗方法，是最有可能达到治愈效果的手段。随着麻醉和外科技术的不断进步，手术的风险和并发症均降低到很低的水平，绝大多数患者可顺利恢复。但无论是早期还是中晚期，即使是根治性切除的手术，手术后都有复发或转移的可能，部分患者需要进行放化疗。即使是发现复发转移，如及时治疗仍可延长患者生存时间，提高生活质量。

366. 我害怕手术，采用中药治疗行吗?

手术有一定风险，但随着医疗设备的改进和医疗技术的不断提高，手术风险越来越小。而且目前为止手术是大多数实体肿瘤的最好治疗方法。有手术机会，说明病情尚在早中期，就有可能根治性切除肿瘤，达到治愈目的。目前尚无可靠证据证明单纯应用中医中药可以治愈肿瘤。

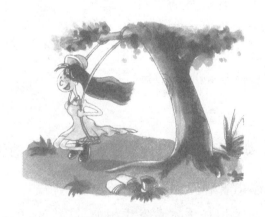

六、预防篇

367. 癌症可以预防吗？

很多人认为癌症纯粹是由于基因、运气不好或者命运所致。但是，科学研究告诉我们癌症其实是基因、环境和生活方式综合作用于人体的结果，其中很大一部分癌症可以通过预防进行控制。估计约 1/3 的癌症可以通过改变我们的生活方式进行预防。虽然医学的进步有助于更好地治疗癌症患者，但是多数患者目前还不能完全治愈，只能改善生存质量和控制病情，因此控制癌症最有效的方式是预防癌症的发生。

368. 哪些生活方式有助于预防癌症呢？

癌症可以通过改变不良的生活方式进行有效预防，即俗话说的"管住自己的嘴和迈开自己的腿"，具体来说包括戒烟限酒、平衡膳食、适当锻炼、维持正常体重、预防感染、避免和减少**职业危险暴露**。保持健康的心态、健康的生活方式有助于对癌症的预防。

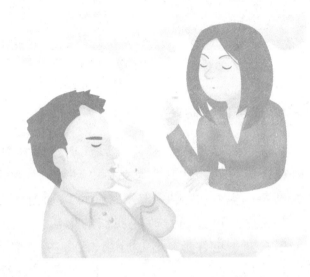

369. 什么是食管癌人群筛查？如何进行筛查？

绝大多数早期食管癌患者无明显症状，而一旦出现症状到医院就诊时多数已为晚期，治疗效果很差。因此，要想早期发现食管癌患者，进行早期治疗，提高治疗效果，最直接有效方法就是到无症状的人群中进行食管癌**筛查**。我国是食管癌高发的大国，每年大约有15万人死于食管癌，而我国人群食管癌的发病又具有明显的地域聚集特点，因此，在食管癌高发区开展人群食管癌**筛查**，将能够有效的实现食管癌早诊早治，提高我国食管癌治疗的效果。长期以来，我国的医务人员在食管癌高发区现场采用食管镜+碘染色辅助多点**活检**病理诊断技术进行食管癌**筛查**，取得了良好的效果，部分地区食管癌早诊率能够达到80%以上，早期治疗率可达到90%，挽救了大量食管癌患者的生命。目前我国各个省几乎都有食管癌**筛查**现场，希望广大的患者能够积极参与宣传食管癌人群**筛查**，提高我国食管癌治疗效果。

370. 如何早期发现食管癌？

内镜检查是早期发现食管癌惟一有效途径。采用内镜下染色技术能够更有效的辅助发现早期食管癌及癌前病变，内镜下染色技术有多种，如内镜下碘染色技术等。最常用的是碘染色技术，其原理为正常食管鳞状上皮细胞内含有丰富糖原，与碘液接触后可呈现棕褐色，异常鳞状上皮细胞内由于糖原含量减少或消失，遇碘液后染色较浅或不染色。有经验的医生可以根据病变颜色深浅，病变范围大小，病变边缘是否清楚，病变部位的质感来判断病变的严重程度，比如是食管癌前病变还是食管癌，是早期食管癌还是中晚期食管癌等。近年来发展的放大内镜以及特殊光染色技术，如窄带成像技术能够更加准确的对病变性质及严重程度进行判断。

371. 什么是 Barrett 食管？会癌变吗？

正常食管黏膜的上皮为鳞状上皮，胃黏膜上皮为腺上皮，有时食管下段的鳞状上皮会转变成与胃黏膜上皮相同的腺上皮，称之为 Barrett 食管，是一种病理现象，其形成的原因并不是十分清楚，可能与胃液的反流有关，胃液成分比较复杂包括胃酸、碱性胆汁、胰液等均可以引起食管下段的鳞状上皮受损，而鳞状上皮受损后胃黏膜的腺上皮进行修复，从而形成 Barrett 食管。因此，Barrett 食管的形成也可理解为食管上皮损伤后的伤口愈合反应。

Barrett 食管一般不会癌变，只有极少数的才有癌变潜能。通过**活检**病变部位组织进行病理诊断对监测 Barrett 食管癌变可能性有重要意义。只有病理诊断有不典型增生的病变才有癌变的可能，只有较少数的具有不典型增生的 Barrett 食管能发展为腺癌，据统计原发于食管的腺癌占食管癌的 5%～10%，因此，从总体上来讲，癌变的 Barrett 食管并不多见，因此患有 Barrett 食管的患者不用害怕，定期复查，早期治疗就能够治愈该病。

372. 什么是反流性食管炎？有哪些症状？会癌变吗？

反流性食管炎是由胃、十二指肠内容物反流入食管引起的食管炎症性病变，内镜下表现为食管黏膜的破损，即食管糜烂和（或）食管溃疡。中老年人、肥胖、吸烟、饮酒及精神压力大是反流性食管炎的高发人群。典型反流综合征指因反流引起的烧心、反酸和胸痛。该病的直接原因多数是由于食管括约肌功能出现问题所导致的。反流性食管炎极少会发生癌变，但反流性食管炎严重时可引起重度食管梗阻，常被误诊为食管癌，但内镜检查却往往没有癌细胞。

373. 什么样的食管癌患者需要定期复查胃镜？

食管癌有其发病分布的特点，如家族遗传性、地区聚集性、多源发等。根据这些临床及流行病学特征，可以确定一部分可能患食管癌的高危人群，这些人定期复查胃镜就能够起到早期发现早期治疗的效果，这些人群有：

（1）直系亲属中有患食管癌者。

（2）来自食管癌高发区者。

（3）以往患有头颈部肿瘤者。

（4）食管癌术后患者。

（5）有不良生活习惯者，如长期吸烟、长期大量饮酒者。

（6）既往胃镜检查发现有食管轻度或中度不典型增生者。

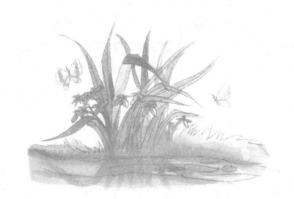

七、认识食管癌篇

374. 什么是肿瘤？

人体组织是由多种细胞组成的，正常情况下是处在有规律的新陈代谢状态，这种有规律的生命活动维持着机体的健康。当机体在多种体内、体外致瘤因素的协同作用下，导致正常细胞从基因水平发生异常改变，不再遵循正常的规律而无限制地过度生长，医学称之为肿瘤。肿瘤分为良性、交界性和恶性。良性肿瘤多数是静止状态或缓慢增长，不造成对周围正常组织和器官的侵害，被切除后一般不复发，与恶性肿瘤的最大区别是很少危及生命。恶性肿瘤则具有生长迅速、侵袭性、转移性等生物学特性，治疗过程中仍然难以避免复发和广泛转移，危害健康，最终危及生命。交界性肿瘤的各种特性介于良性和恶性肿瘤之间。

375. 什么是癌症？

癌症一词泛指所有的恶性肿瘤，是一组拥有共同重要特性的不同类型的恶性疾病。癌症的英文单词为"cancer"，其中文含义之一就是"蟹"。癌细胞的浸润性生长方式的确类似蟹爪，可以在体内肆意横行，破坏机体的正常组织和器官。恶性肿瘤中绝大部分发生在上皮组织，病理学称其为癌，而少部分来源于间质组织，如脂肪、肌肉、纤维组织等，病理学称其为肉瘤，还有些恶性肿瘤来源于造血细胞、淋巴细胞等，病理学称其为白血病、淋巴瘤等。

376. 肿瘤细胞的分化程度与恶性程度有什么关系？

病理学应用肿瘤分化的概念一般是用以表述肿瘤细胞趋向成熟的程度。肿瘤细胞与正常细胞的形态越相近，越提示肿瘤的分化比较成熟，通常表述为"高分化"或称"分化好"。临床上大多数形态学分化好的肿瘤，恶性程度低；大多数形态分化差的肿瘤，恶性程度高；但并不是所有形态学分化好的恶性肿瘤预后都好，也不是所有分化差的肿瘤治疗效果就差。

377. 食管的形态和体内的位置？

食管是连接口（下咽）和胃的管状结构。起始部分，即食管入口，与咽部相连，大约平第6颈椎下缘，下至胃贲门，大约平第11或第12胸椎水平，总长约25cm。食管走行：在下颈部和上胸部偏左，近隆突处回到中线，在近膈肌处又偏左穿过食管裂孔。

378. 食管有哪些主要生理功能？

主要生理功能：将食物从口腔输送到胃。食管入口（即环咽缩肌水平）位于咽下部喉后方，俗称下咽或环状软骨后。环咽缩肌与其上的下咽缩肌存在混合、交叉，二者一起负责食物的吞咽。而会厌关闭声门的反射受喉返神经支配。因此，切除食管时上切缘越靠近食管入口，且保留喉，越容易术后发生吞咽困难和误吸，还需尽量保护好喉返神经。

379. 食管癌是如何分段的？

2009 年第 7 版食管癌 TNM 分期法中将食管的分段定义如下：①颈段食管：上自下咽，下达胸廓入口即胸骨上切迹水平。周围毗邻气管、颈血管鞘和脊椎。内镜下测量距上切牙 15～20cm。②胸上段食管：上起胸廓入口，下至奇静脉弓下缘（即肺门水平之上）。其前面毗邻气管、主动脉弓的三个分支及头臂静脉，后面毗邻脊椎。内镜下测量距上切牙 20～25cm。③胸中段食管：上起奇静脉弓下缘，下至下肺静脉下缘（即肺门水平之间）。其前方夹在两肺门之间，左侧与胸降主动脉为邻，后方毗邻脊椎，右侧游离直接与胸膜相贴。内镜下测量距上切牙 25～30cm。④胸下段食管：上起下肺静脉下缘，下至胃（即肺门水平之下）。内镜下测量距上切牙 30～40cm。

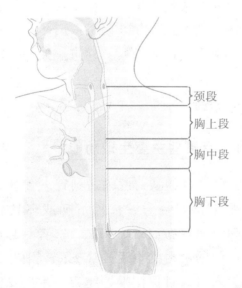

颈段

胸上段

胸中段

胸下段

食管癌的分段

　　为了便于将起源于远端食管和贲门部的肿瘤进行分类，国际抗癌联盟（UICC）作出明确规定：凡肿瘤中心位于食管下段、食管胃交界处或胃近端 5cm 内但已侵及食管下段或食管胃交界处，则分类为食管癌；胃近端 5cm 内发生的腺癌但未侵及食管胃交界处者分类为胃癌。

380. 什么是食管癌？

　　指发生于食管的上皮组织的恶性肿瘤，如鳞癌、腺癌、小细胞癌、以小细胞癌的恶性程度最高。中国、日本和韩国的 95% 以上的食管癌组织类型是鳞癌；而西方发达国家鳞癌的比例逐渐下降，而食管腺癌（绝大多数是胸下段）的比例逐渐升高，目前已超过鳞癌成为食管癌的主要组织学类型。

381. 什么是食管癌前病变，什么是早期食管癌？

　　研究表明食管癌的发生是一个漫长而复杂的过程。食管癌的发生经历了正常食管、食管炎症、食管轻度不典型增生、食管中度不典型增生、食管重度不典型增生（原位癌）、早期食管癌、中晚期食管癌多个阶段，历时可能长达几年甚至十余年。而食管炎症、食管轻度不典型增生、食管中度不典型增生与食管重度不典型增生（原位癌）这几个阶段是可以互相转变的，也就是说食管炎症可以发展为食管轻度不典型增生也可以转变成正常食管，而食管重度不典型增生可以转变为癌也可以转变为中度不典型增生，多年的研究同时也发现，食管轻度不典型增生、食管中度不典型增生与食管重度不典型增生（原位癌）在 3.5 年的时间内癌变的比例大约分别为 5.3%、26.7% 以及 65.2%。因此，我们常规将食管轻度不典型增生、食管中度不典型增生以及食管重度不典型增生（原位癌）称为癌前病变。同时由于食管重度不典型增生（原位癌）癌变机率较高，一经发现即建议进行内镜下的早期微创治疗。

正常食管黏膜分为四层，即黏膜层、黏膜下层、固有肌层与外膜，而黏膜层又分为上皮层、固有膜与黏膜肌层。各级别的不典型增生，即癌前病变的病变细胞均位于黏膜层中最表浅的上皮层，一旦病变细胞突破了上皮层，长进了黏膜肌层，就变成了我们常说的早期食管癌，而癌细胞侵透了黏膜下层到达固有肌层或癌细胞跑到了食管周围的淋巴结中时，即发展成了中晚期食管癌。因此，早期食管癌的定义为局限于食管壁黏膜层及黏膜下层且没有淋巴结转移的食管癌。

382. 食管常见的良、恶性肿瘤有哪些？

良性肿瘤：平滑肌瘤和食管囊肿。

恶性肿瘤：①上皮类，鳞癌、腺癌、小细胞癌，以小细胞癌的恶性程度最高；②间质类，平滑肌肉瘤、横纹肌肉瘤；③其他，黑色素瘤。

383. 食管癌的转移途径有哪些？

转移途径主要分为三类：淋巴结转移，指肿瘤细胞沿着淋巴管到达淋巴结，在全身有明显的规律；血源性转移，指肿瘤细胞经血管发生播散，意味着全身都有潜在肿瘤病灶的可能，故把此类患者列为食管癌晚期；食管壁内转移，指肿瘤细胞沿着食管黏膜下跳跃式生长，在胃镜下表现为在食管原发病灶的近心端多发

的规则的小的肿瘤病灶。

384. 如何来看一份食管癌的病理报告？

食管癌的病理报告是患者诊断的最高标准，是指导术后治疗和判断**预后**的主要依据。通常由以下四部分组成：①手术切除的标本的大体形态描述，提示标本是如何取材的。②肿瘤肉眼形态分类，分化程度（与肿瘤恶性程度有关），组织学分型（组织学来源），肿瘤浸润食管深度，外侵范围——主要决定了食管癌的 T 分期。肿瘤浸润和外侵程度越大（$T_1 \sim T_4$，共分为四级），肿瘤越严重。③淋巴结转移情况——决定了食管癌的 N 分期。先注明淋巴结的取材部位，接着用分数的形式表述——淋巴结转移数（分子）/所在部位的切除淋巴结总数（分母）。淋巴结转移数量（$N_0 \sim N_3$，共分为四级）越多，肿瘤越严重。④免疫组织化学染色，进一步确定肿瘤来源和组织学分型。

385. 食管癌有高危人群吗？

（1）高发区人群　食管癌高发区的人群。我国食管癌的发病呈现明显的地区差异，高发区较一般地区发病率增加 10 倍以上。

（2）有血缘关系亲属中有两位以上患食管癌或胃癌者。说明这可能是上消化道肿瘤遗传易感家族，有明显的遗传影响。

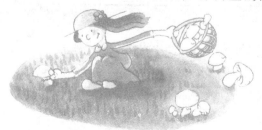

386. 食管癌最容易发生在食管的什么部位？

胸部食管又分为胸上段、胸中段和胸下段。胸上段：胸廓入口至奇静脉弓下缘，距门齿 20～25cm。胸中段：奇静脉弓下缘至下肺静脉水平，距门齿 25～30cm。胸下段：下肺静脉至食管胃交界部，距门齿 30～40cm。我国食管癌最常见于胸中段，胸下段次之，胸上段较少。

387. 食管癌容易发生转移的部位是哪儿？

按转移的途径归纳如下：

（1）淋巴结转移　根据不同部位的食管癌，转移的特点不同。以 Akiyama 的经典研究为例（见下表），反映了不同部位食管鳞癌的淋巴结转移的规律。

不同部位食管鳞癌的淋巴结转移的规律

肿瘤部位	颈部、锁骨上淋巴结转移	胸中段食管旁淋巴结转移	胸下段食管旁淋巴结转移	腹部淋巴结转移
颈部、胸上段	29.4%	27.3%	28.6%	31.8%
胸中段	11.4%	20.7%	18.0%	>32.8%
胸下段	9.8%	14.3%	27.4%	>61.5%

（2）血源性转移　按发生机率递减排序——肺、肝、胸膜、骨和肾。

（3）食管壁内转移　胃镜下多可诊断。

388. 什么叫复发？复发的常见位置有哪些？

肿瘤复发指肿瘤病灶完全消失一段时间后，再次发现肿瘤病灶。主要分为局部复发和全身复发。局部复发指肿瘤病灶发生于吻合口、区域淋巴结；全身复发指肿瘤经血源播散至全身其他脏器，如肺、肝、胸膜、骨和肾。

389. 什么是胸膜转移？

指肿瘤发生胸膜腔的广泛播散，表现为：CT 所见胸腔的脏层和壁层胸膜多发的、小的、不规则的病灶，多伴有胸腔积液。若胸腔积液中查到癌细胞，则可确认此诊断。是食管癌晚期的表现之一，并不常见。

390. 食管癌能治好吗？

肿瘤"治好"在医学上指"治愈"，即生存时间达 5 年以上。我国食管癌的手术切除后的 5 年生存率在 30%～40%。主要取决于三个因素：①肿瘤的恶性程度（生物学行为），即患者所患的肿瘤是否容易转移，如原发肿瘤较小时就发生转移，说明肿瘤恶性程度高，**预后**差；有些肿瘤虽然较大，还没有发生转移，说明肿瘤恶性程度较低，**预后**较好。这与病理报告中指肿瘤组织学类型（鳞癌还是小细胞癌）、分化程度、肿瘤细胞的基因改变有关。②治疗肿瘤的时机，如肿瘤尚在早期就及时治疗，**预后**好；如肿瘤已发展至晚期，则**预后**差。这在病理报告中指肿瘤的TNM 分期。③治疗方案是否科学、有效。如手术能否达到根治目的，是否需要辅助治疗（如同步放化疗或放疗），治疗是否有效果。

391. 5 年生存率是什么意思？

生存率亦称存活率，是指接受某种治疗的患者中，经若干年**随访**（可采用 1、3、5、10 年，甚至 15 年）后，尚存活的病例数所占比例。比例越高说明治疗结果越好。医学上为了统计癌症患者的存活率，比较各种治疗方法的优缺点，采用大部分患者**预后**比较明确的情况作为统计指标，通常采用 5 年生存率。对每位患者个体来讲就是指能活过 5 年的机率，并不是只能活 5 年的意思。对肿瘤患者来讲，生存超过 5 年以后再次出现复发或转移的机率就已经很低了，因此，5 年生存率常常也代表着治愈率。

392. 亲属患食管癌去世，其他成员是否也会得食管癌？会遗传吗？

有血缘关系的亲属中仅有 1 位患食管癌，不会明显增加患食管癌的机率。即便是有血缘关系的亲属中有 2 位患食管癌或其他恶性肿瘤，说明其亲属有肿瘤易感性，意思是：其亲属与周围人比较，患食管癌的机率较高，但还不到肯定会得食管癌的程度，只是需要严格定期进行防癌体检（包括胃镜）。食管癌发生中遗传因素所起的作用目前还不完全清晰，有待继续研究。

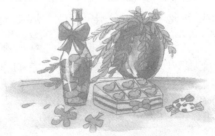

393. 食管中度不典型增生需要做手术吗？

食管中度不典型增生有转为轻度不典型增生的可能，不必立即手术切除。建议先服用药物（如增生平片）1年，同时注意改善饮食习惯。若复查胃镜仍有中度不典型增生，则有必要胃镜下切除，以免除后患。

394. 饮食习惯与食管癌有关吗？

饮食习惯与食管癌发生有密切关系：①化学病因，食物含有的亚硝胺；②霉菌，霉变食物中含有黄曲霉毒素；③缺乏某些微量元素；④缺乏维生素；⑤不良饮食习惯，如过热食物、进食快、口腔不洁、饮酒等。

395. 吃药可以预防食管癌吗？

一些药物可能减少食管癌的发生，如微量元素（硒）、维生素（维生素E）、增生平。在我国林州地区（我国食管癌高发的地区之一），中国医学科学院肿瘤医院曾与美国合作，进行了高发区现场的营养干预试验，结果提示营养干预确实有助于降低食管癌的发病，但更为重要的是建立健康的饮食习惯。

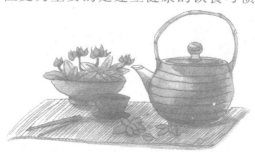

396. 食管癌传染吗?

食管癌是患者自身发生的,不会传染。食管癌细胞一旦离开了人体内环境,便不能存活,没有像细菌或病毒那样的传染途径;另外,人体免疫系统对异体癌细胞具有明显的天生的排斥反应,通常食管癌细胞在其他人体中是不可能存活的。因此,食管癌细胞不具备传染能力,不具有传染性。

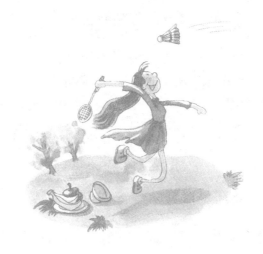

八、食管癌病因探究篇

397. 全世界范围内食管癌的发病情况怎样?

食管癌是全世界高发恶性肿瘤之一,对于民众健康危害严重。食管癌最常见的病理类型有两种,鳞状细胞癌及腺癌。欧美国家自 20 世纪 70 年代始,食管腺癌的发病率显著上升,目前已超过鳞癌成为食管癌的主要组织学类型。我国食管癌则一直以鳞癌为主,而食管腺癌的发病率未见明显增长,日本的情况也是如此。根据世界卫生组织官方网站 Globocan 资料报道,2008 年度全世界 67 亿余人口新发食管癌病例 48.2 万例,发病率为 7.0/10 万,位居第九;死亡 40.7 万例,死亡率 5.8/10 万,居第八位。

398. 中国人群的食管癌发病概况怎样?

根据世界卫生组织官方网站 Globocan 资料报道,2008 年度中国大陆 13.4 亿人口新发食管癌病例 25.9 万例,年龄标化发病率为 16.7/10 万,即每 10 万人中有约 17 人发生食管癌,居各类恶性肿瘤第五位;死亡 21.1 万例,标化死亡率为 13.4/10 万,居第四位。中国食管癌的发病及死亡人数均超出世界一半以上。中国男性食管癌患者 17.6 万例,发病率为 22.9/10 万;死亡14.4 万例,死亡率 18.7/10 万;女性患者 8.3 万例,发病率为10.5/10 万,死亡 6.7 万例,死亡率 8.2/10 万,发病率男性居各类恶性肿瘤第四位，女性为第七位，而死亡率男女均居第四位。

399. 我国哪些地方食管癌高发？

据国家肿瘤防治办公室第三次肿瘤普查资料，我国食管癌居高不下的现状仍然持续，仅个别区域有所下降。食管癌的高发省份为河北、河南、福建和重庆，其次为新疆、江苏、山西、甘肃和安徽。食管癌在太行山脉附近的省份明显高发，河南林州食管癌与贲门癌发病率最高，占当地全部恶性肿瘤的 81.4%。

400. 我国食管癌的发病率有下降趋势吗？

统计数据显示从 20 世纪 70 年代至 21 世纪初，河北省食管癌死亡率出现明显下降趋势。河北磁县与河南林州食管癌标化发病率男性从 1988 年的 131.89/10 万下降到 1997 年的 100.85/10 万。同期女性从 102.35/10 万下降到 66.70/10 万。有学者提出随着社会经济的发展，居民营养状况的改善，食管癌的发病率会自然下降，但事实上由于诸如吸烟、饮酒、环境污染等新的危险因素的增加，食管癌的发病率下降非常缓慢。因此，戒烟酒、减少环境污染、同时加强食管癌的普查力度，争取"三早"，从而有望提高治愈率和生存率。

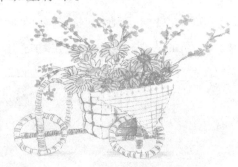

401. 容易患食管癌的危险因素有哪些？

引起食管癌的危险因素很多，一般认为是由于一些慢性刺激导致食管的基因发生异常改变。食管癌的病因目前了解得还不够确切，以下多种因素可能与其发生有关。

（1）亚硝胺：亚硝胺类化合物有高度致癌性，食管癌高发区的饮用水和常用食品中，如酸菜、鱼露、虾酱、咸菜、萝卜干等，亚硝胺及其前体物质含量明显高于低发区。

（2）霉菌：食管癌高发人群的食物中，尤其是腌制的副食品中，霉菌污染率明显较高。霉菌还能促使食物中亚硝酸盐和二级胺含量增加。

（3）不良生活方式：长期吸烟和饮酒与食管癌的发病有关。有人研究，大量饮酒者比基本不饮酒者发病率要高 50 倍，大量吸烟者比基本不吸烟者高 7 倍，既酗酒又嗜烟者的发病率是既不饮酒又不吸烟者的 156 倍，并以饮烈性酒和吸烟斗的危险性更大。

（4）饮食习惯：喜过烫饮食、进食过快和食物过硬、粗糙，可能与食管癌发生有关。过烫饮食可引起食管上皮炎症、增生。据调查，日本人中喜欢吃烫粥烫茶的人群发病率较高。

（5）营养和微量元素：食管癌高发区一般都在土地贫瘠、营养状况较差的不发达地区，膳食结构不平衡，缺少动物性蛋白质、新鲜蔬菜和水果，因此，他们的饮水、饮食中常缺乏维生素（特别是维生素 B_2、维生素 C、维生素 A）、蛋白质及必需脂肪酸，还缺乏钼、锌、铁、铜、锰等微量元素。这些成分的缺乏，可以使食管黏膜增生、间变，进一步可引起癌变。

（6）遗传因素：食管癌具有比较显著的家族聚集现象，虽然研究表明主要是受共同生活环境影响，但遗传因素也不能完全排除。

（7）其他因素：有报道认为，食管炎和食管癌关系十分密切，各种原因引起的经久不愈的食管炎，可能是食管癌前病变。某些食管疾病，如食管憩室、裂孔疝、食管息肉、贲门失弛缓症等或经常接触石棉、铅、矽、放射线等，可能和食管癌发病有一定联系。

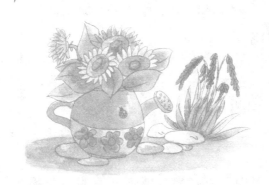

九、如何就诊篇

402. 就医时患者如何正确向医生叙述自己的病史？

到医院就诊时，听到医生的第一句问话通常是患者感到哪儿不舒服？患者最好向医生描述来就诊的最主要原因或感受的最主要不适。如："咳嗽、**咯血 3 天**"，医生会根据叙述，初步判断出患者可能是呼吸系统疾病而不是消化系统疾病。患者首先描述的就诊最主要的原因或最明显的症状和（或）体征在医学上被称为"主诉"，主诉能够初步判断患者病情的轻重与缓急，为诊断提供重要的线索。

除"主诉"外，叙述病情时，还要详细描述起病的诱因和方式，如是否是受凉后出现的咳嗽、**咯血**，症状的发展和变化，

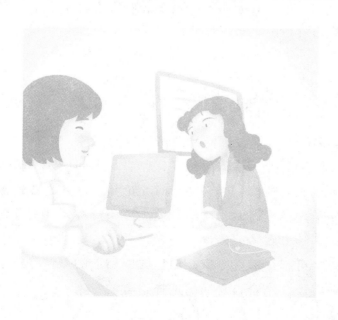

有没有其他伴随症状，是"新病"还是"老病"复发，用过什么药，效果如何以及食欲和大便、小便状况等。既往是否患有其他疾病，如高血压、肝炎、结核病史以及对某种药物有过敏情况。此外，如果家族成员患有某种肿瘤病，尤其是恶性肿瘤都应该告诉医生。据统计，单单依靠患者的主诉及病史，有经验的医生就能对60%的患者作出正确的诊断，可见临床表现是对疾病诊断的重要依据，正确地叙述病史非常重要。

403. 如何做好就医前的准备？

三甲医院门诊出诊医生，在出诊时间内必须接诊大量的患者，很难有充足的时间详细解答每一位患者提出的全部问题。患者在就诊前最好做一些准备工作，提前梳理好向医生介绍的病情，需要问医生的问题，这样既可以节省时间，又可以避免因临时考虑而疏漏某些重要的细节。此外，如果患者已在其他医院检查或治疗，应将已有的检查结果和病历资料带全，以便医生的进一步诊断和治疗。

404. 如何选择普通门诊和专家门诊？

目前多数医院都设立简易门诊、普通门诊、专科门诊、专家门诊及专业组门诊、特需门诊等，以满足不同层次的需求。建议初诊患者挂普通门诊，因为初诊时无论是专家还是普通医生，都要根据病情先让患者做相应的检验、影像检查、肿瘤性疾病还需要组织病理学检查才能确诊。患者复诊或有疑难疾病可选择专家门诊。患者可根据医院专家介绍栏或网站上的专家介绍了解各专家的专业特长，结合自身病情选择适合的专家。

405. 选择哪种方式预约挂号？

为方便群众就医，提高医院医疗服务水平。各个医院均在开展不同的预约挂号方式来缓解患者挂号排队和候诊等待时间长的问题。预约挂号主要包括：电话预约、网络预约和自助挂号等方式。医院电话预约和网络预约方式多通过与第三方公司合作为患者提供方便，优点是有稳定的网络挂号平台，有大量的接线客服，解决患者排队挂号的困扰，但缺点是第三方公司客服缺少医学专业知识，患者在采取电话预约和网络预约前应了解医院的科室设置和挂号的号别。自助挂号是在医院挂号处、门诊大厅等显著位置放置的自助挂号机，方便患者在医院就诊后预约下次就诊时间。患者在就诊前了解就诊医院的预约挂号方式和预约挂号号别，合理安排时间挂号就诊。

406. 为何要建立正式病案？

各地均实施门诊就诊手册，并在各医院均可使用。门诊就诊手册是由医生填写，对患者每次就诊情况、各项检查和用药情况的记录。如果患者需要住院治疗时，部分医院要求建立正式病案。患者根据各医院要求持患者身份证或有效证件填写病案首页建立正式病案。正式病案是对住院后患者病情和诊疗过程所进行的连续性记录。正式病案一般由医院病案室统一保管。

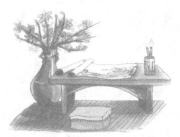

407. 一旦诊断为食管癌，应当看什么科？

一旦诊断为食管癌，推荐去肿瘤专科医院就诊，在专科医院就诊时，一般先挂胸外科号就诊。若在综合性医院就诊，则选择肿瘤科、肿瘤外科或胸外科就诊。当外科医生进行全面评估后，进行肿瘤分期，决定下一步是继续在外科治疗还是去腔镜科、肿瘤外科、肿瘤内科或放疗科就诊。由于综合医院与肿瘤专科医院的医生在食管癌的治疗理念上不完全相同，肿瘤专科医院往往更加注重肿瘤的综合治疗，因此，患者在选择就诊时，可以考虑听取不同治疗方案并进行比较后再做决定。

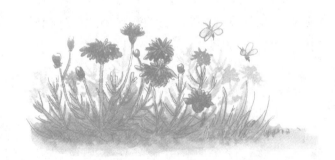

十、典型病例篇

病例一 食管癌早期内镜微创治疗病例

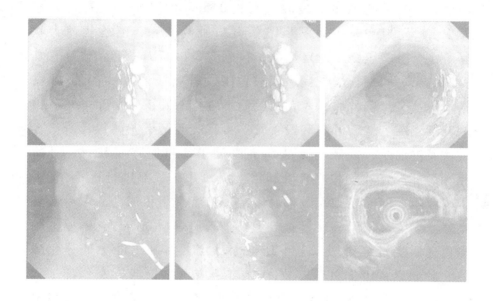

早期食管癌内镜下所见

　　患者患有头颈部鳞癌，术前常规胃镜检查发现食管病灶，经特殊光染色及碘染色观察后判断为早期食管癌，超声内镜判断病灶累及食管壁较表浅，适合内镜下微创治疗。

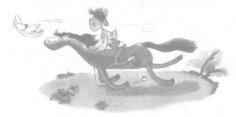

病例二　食管癌手术成功病例

患者因咳嗽 6 个月伴进食梗噎 1 个月余在肿瘤专科医院胸外科就诊。胃镜检查发现距门齿 36～41cm 处食管溃疡性肿物，**活检病理为鳞癌**；CT 检查提示：食管下段右侧壁肿物，长约 5cm，最大截面约 1.5cm×2.8cm，局部管腔狭窄；右肺下叶多发结节，阻塞支气管腔至狭窄，最大截面约 2.5cm×2.1cm。气管镜检查发现右肺下叶外后基底段支气管开口肿物堵塞，**活检**病理为鳞癌。经全身检查，未发现远处转移病变，诊断为食管、肺双原发鳞癌。患者同期行微创胸、腹腔镜下食管癌根治术+右肺下叶癌根治术：全身麻醉后，先在胸腔镜下进行右肺下叶切除术并清扫区域淋巴结，然后游离胸段食管；再在腹腔镜下游离胃，清扫腹腔区域淋巴结，并经上腹部 5cm 微创小切口制作管状胃；最后经左颈部 5cm 小切口将食管和胃上提，并在颈部进行胃-食管手工吻合术，同时清扫左颈部淋巴结。患者手术很成功，术后恢复良好。切除标本经病理检查提示：食管溃疡型高中分化鳞癌，肿瘤侵透肌层达纤维膜，上下切缘未见癌；右肺下叶中低分化鳞癌，肿瘤累及段支气管，支气管切缘未见癌；清扫左颈部、胸腔、腹腔淋巴结共 25 枚，其中 4 枚隆突下淋巴结中有 3 枚检出转移癌，其余 21 枚淋巴结未见转移癌。手术 1 个月后患者接受术后辅助同期放化疗。截至目前，患者病情稳定，规律复查未见肿瘤复发迹象，身体情况良好。

病例三　食管癌放疗成功病例

患者男性，63 岁。因进食梗噎感 4 个月就诊于肿瘤专科医院。上消化道造影提示食管下段长约 4.7cm 黏膜破坏及不规则充盈缺损；查胃镜提示食管距门齿 38～44cm 溃疡型肿物，底深附白苔，超声内镜提示肿物侵透肌层达纤维膜，**活检**病理结果示鳞状细胞癌；查胸部 CT 示食管下段管壁不规则增厚，最大截面 2.5cm×3.5cm；行 PET-CT 检查未显示远处转移征象。患者的诊断为食管下段鳞状细胞癌（$T_3N_0M_0$，中早期）。该患者既往因结核性心包炎行开胸手术，目前合并冠心病及房颤，无法耐受手术，故入院后接受放疗，照射剂量 60Gy，分 30 次完成，每天 1次，每周一至周五放疗，共 6 周。放疗中曾出现吞咽疼痛、乏力、食欲下降、白细胞计数减少等治疗相关不良反应，经对症处理后都得到纠正，未出现严重治疗副作用。治疗后复查肿瘤较前明显缩小。

病例四　食管癌化疗成功病例

患者女性，起病时 48 岁。患者于 2005 年 12 月因进行性进食梗噎 1 个月余到医院就诊。行食管钡餐 X 线示：食管中段癌。于 2005 年 12 月 26 日在当地医院行食管中段癌根治术，术后行瘤床和纵隔淋巴结引流区放疗 1 个月余，其后定期复查。至 2007 年 1 月患者发现右侧锁骨上肿块，遂到肿瘤专科医院就诊，行右锁骨上肿物穿刺：鳞癌细胞，考虑转移。查体：右侧锁骨上可触及肿大淋巴结，大小约 3.5cm×2.5cm，质硬，活动度差，无压痛。行颈胸 CT 检查：右锁骨上 2.9cm×1.8cm 肿大淋巴结，呈不均匀强化，考虑转移。诊断为：食管中段鳞癌术后放疗后，右锁骨上淋巴结转移。

自 2007 年 1 月 13 日开始行紫杉醇联合顺铂 14 天为一周期的化疗方案，4 周期化疗后复查颈胸 CT 见右侧锁骨上淋巴结较化疗前明显缩小，继续行 2 周期化疗后进行序贯放疗，此后定期复查，近 5 年来患者一直无瘤生存。

十一、名家谈肿瘤

增强"自我科学抗癌"意识

陆士新，著名肿瘤病理生理学专家，研究员，中国科学院院士

癌症已成为我国人群死因的首位，具有发病率高、死亡率高、治疗费用高等特点，因此，人们"谈癌色变"。目前，学术界普遍认为对癌症不要恐惧而要防治，癌症是"可防可治"的。肿瘤防治的关键仍然是要坚持以人为本、自我抗癌，实施预防为主、防治研相结合，大力做到肿瘤防治"三早"，即早期预防、早期诊断和早期治疗；"三早"是癌症"可防可治"的核心和基础。世界卫生组织也强调：三分之一的癌症是可以预防的，三分之一的癌症患者通过早期诊断并得到合适的治疗是可以治愈的；三分之一的癌症患者通过治疗，可以减轻痛苦，延长生命。人群的自我抗癌意识和信念至关重要，因为如无自身防癌意识，接触致癌因素而不自知，一旦患上癌症已成晚期，延误了病情。

控制癌症应当以早期预防为主，我们究竟应该怎样做才能实现"三早"呢？首先，我们要积极增强"科学自我抗癌意识"，注意在生活中远离致癌因素，并积极做到合理营养、适当运动、戒烟限酒、心理平衡等健康生活方式，自我预防癌症发生。近二十几年来，在我国食管癌、肝癌、胃癌等肿瘤高发区所进行的病因学调查研究的基础上，开展了国际上最先进的大规模人群预防研究，现在已取得可喜的成果，树立了癌症"可防"的典型，

并增强了我们对癌症可以预防的信心。

癌症的发生发展是多阶段逐渐演变的过程，在癌前病变和早期癌阶段就进行治疗是可以不发生癌症或可以被治愈的。什么是癌前病变呢？癌前病变是指人体组织中某些细胞在人体内外环境中的物理、化学、生物以及慢性炎症等刺激因素长期不停地作用下，细胞形态和分子组成发生有变成癌趋向的病理变化，再经过一段时间后，这种病变的一部分或少部分可能发展演变成癌。但是，癌前病变患者在去除物理、化学、生物以及慢性炎症等刺激因素，或给予化学干预（治疗），癌前病变可以被逆转为正常。"癌前病变"发展成侵袭性癌的过程一般需要10年左右的时间。如在林县我们发现食管上皮重度增生的人，经增生平治疗可以逆转为正常，成功阻断了重度增生上皮演变成癌。因此，预防及治疗癌前病变，对预防肿瘤有着积极意义。

癌前病变和器官组织的炎症与不典型增生密切相关，炎症往往伴随细胞重度增生（不典型增生，原位癌），我们已知的一些病变如：食管上皮重度增生、胃的瘢痕性溃疡、萎缩性胃炎、胃息肉、慢性支气管炎、肝细胞不典型增生、宫颈糜烂或息肉、乳房囊性腺病、乳腺导管内乳头状瘤、溃疡性结肠炎、结肠腺瘤及结肠息肉、膀胱黏膜上皮增生及化生、鼻咽部柱状上皮及不典型化生等都可视为癌前病变，上述的癌前病变的长期存在与发展就可能转变为癌症。因此，个人应积极治疗器官组织的炎症和严重增生性疾病是预防癌症的重要措施。

在生活中，我们究竟应该怎样做才能实现肿瘤的"早期发现，早期治疗"呢？首先，进行自查，要早期发现癌瘤，除医生的检查外，自我检查也是非常重要的。如乳腺癌等往往是自查发现肿块的，所以要经常进行自我检查。除自查外，要重视每年正规体检，体检也是"早期发现"癌瘤的重要途径。癌瘤"早期治疗"是非常重要的，它直接影响患者的生存；有研究表明：

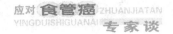
肿瘤大小与手术后生存率密切相关，肿瘤直径越小相对生存率就越高，肿瘤直径越大相对生存率就越小。一旦发现肿瘤应及早到医院进行规范化治疗。但治疗肿瘤也不是什么治疗手段都用上才好，要防止"过度治疗"。

普及癌症知识是预防癌症的重要手段。在癌症防治工作中，要有更多的有关癌症方面的科学普及读物问世，以利于群众增强"自我科学抗癌"意识，来改变癌症不可预防和无法治疗的观点，并积极行动起来，做到"三早"，控制和预防癌症。

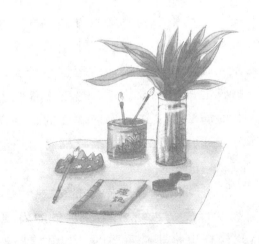

五十年来我国肿瘤防治工作的发展和体会

孙燕，著名肿瘤内科学专家，主任医师，中国工程院院士，中国医学科学院中国协和医科大学名医

回顾半个多世纪我国临床肿瘤学的发展，真有些沧桑之感。新中国成立初期，由于当时卫生的状况，肿瘤学不被重视。直到建国 10 年以后我国才开始重视肿瘤问题，并启动了比较全面的规划、建设和研究。我有幸在 1959 年调入肿瘤医院（当时称日坛医院），正好参加我国几位临床肿瘤学元老，吴桓兴教授（时任中国医学科学院肿瘤医院院长）、金显宅教授（时任中国医学科学院肿瘤医院顾问）和李冰教授（时任中国医学科学院肿瘤医院党委书记兼副院长）的领导下对我国临床肿瘤学的发展进行的讨论，并制定了以综合治疗为模式的发展方向。随之，就临床肿瘤学发展达成 4 项共识，即预防为主、中西医结合、基础研究与临床研究结合、综合治疗。虽然在今天，综合应用现有手段诊断、防治肿瘤已经深入人心，为国内外学术界所接受，但是这在当时的条件下就能准确把握总攻方向还是难能可贵和具有远见的。

在十年浩劫中肿瘤工作受到极大破坏。人员被下放，甚至连苦苦积累的病理标本都被埋掉。但在 1972 年周恩来总理冲破"四人帮"的阻挠，对肿瘤工作做出了重要指示：肿瘤是多发病、常见病；应当深入调查摸清我国的发病情况，并采取预防措施；结合我国具体情况和实践经验编写我国自己的参考书；大力开展高发区研究等等，明确了我国肿瘤学前进的方向，也成为我们开展工作的重要指导原则。

改革开放以后，我国临床肿瘤学事业得到了飞速的发展，各省市都建立了肿瘤医院，很多综合医院也成立了肿瘤科，研究工作也得到发展。

肿瘤内科治疗也已经有了很多进展，相当多的常见肿瘤，如滋养细胞肿瘤、急性白血病、睾丸肿瘤等，已经可以通过内科治疗达到根治；另一些常见肿瘤，如乳腺癌、肺癌、大肠癌、胃癌和骨肉瘤等，内科治疗也都占有相当重要的地位。此外，我们在肿瘤治疗理念方面已经有了很大进步，例如多种方法和途径的综合治疗、加强预防术后播散，特别是远处转移的内科辅助治疗研究、重视生存率和生活质量的提高等。

近10年来，不断有新的针对肿瘤受体、调控和生长关键基因的靶向药物问世，从分子、受体、信号传导等方面的研究把病因、预防和治疗很好地连贯起来。分子靶向治疗虽然在现阶段还不能完全替代传统的手术和放化疗，但其重大意义在于可以使治疗更具靶向性，更好地实现治疗个体化。而根据肿瘤的分子靶点决定治疗方案的策略与我国传统医学理论中的"辨证论治"和"同病异治、异病同治"不谋而合。靶点的诊断必然会成为未来肿瘤诊断以及个体化治疗方案制订的必要步骤。对患者的靶点监测也应该受到重视。

我们已经开始思考什么是我国临床肿瘤学的特点，其中包括：中西医结合，辨证论治——提高预见性；同病异治、异病同治——实现有的放矢；循证医学、规范化、个体化；扶正祛邪——重视宿主情况、基础疾病、免疫和骨髓功能重建等；治未病——重视预防、重视防止复发；以人为本——重视生活质量和远期结果等等。

最近，美国著名临床肿瘤学家 DeVita 在一篇题为"癌症研究200年"的文章中系统复习了有关肿瘤诊疗的进展情况。可以看出近百余年来人们对肿瘤的认识已经有了长足的进展和提高。在 20 世纪 70 年代由于综合治疗，儿童期白血病和霍奇金病的疾病特异性死亡率开始显著下降。在引入常见癌症（例如乳腺癌和结肠癌）的更好早期诊断和预防措施以及有效辅助治疗之后不久，总死亡率开始下降。所有癌症的 5 年相对生存率在通过《国家癌症法案》之前的 20 世纪 60 年代末为 38%，而现在为 68%。在美国，癌症总死亡率从 1990 年开始下降，自此以后总体已下降 24%。对 2015 年的直线推测提示，癌症死亡率的总绝对下降将约为 38 个百分点。所以，我们对制服肿瘤的前景应当是乐观的，但这无疑需要几代人艰辛的努力。

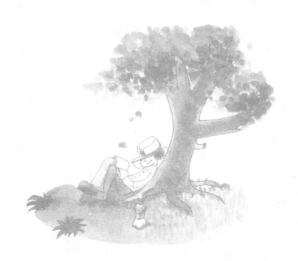

少吃多动　预防肿瘤

程书钧，著名实验肿瘤、肿瘤化学和遗传毒理学专家，研究员，中国工程院院士

科学研究表明，终身维持健康的体重是预防肿瘤最有效的措施之一。超标体重和过于肥胖，会促进某些肿瘤发生，包括食管癌、胰腺癌、结直肠癌、肾癌、子宫内膜癌和绝经后的乳腺癌。肥胖是这些肿瘤发生的非常重要的促进因素。肥胖和体重超标还会增加许多慢性病（如高血压、脑卒中、冠心病和 2 型糖尿病）发生的机率。肥胖会影响许多激素和生长因子的水平，肥胖人群胰岛素样生长因子 1、胰岛素和瘦素水平均升高，性激素在肥胖相关肿瘤中也起重要作用，因为脂肪组织是性激素合成的重要场所，性激素水平过高可使子宫内膜癌和绝经后的乳腺癌发病率增高。肥胖者常伴有轻度炎症状态，脂肪细胞会产生一些促炎性因子，而慢性炎症会促进肿瘤发生。因此避免肥胖在肿瘤预防中占有重要地位。

如何避免肥胖？关键在少吃多动。美国有个诺贝尔生理和医学奖获得者 Brenner 讲过一段有趣的事，他说，人在古代的时候，因为生活环境很艰苦，吃的东西很不够，主要靠打猎为生，所以他老是到处要找吃的。多少年、多少代传下来的人就是那些有很强吃的欲望的人，他们下丘脑逐渐形成老想吃的兴奋灶，这就是我们现代人为什么老想吃的原因。可是到了今天，诸位吃东西用不着像古代那样去找了，古代是找到什么就吃什么，现在你家里伸手就拿得到东西吃，可是我们大脑的兴奋灶还在那里，还叫我们吃、吃、吃，其实你肚子一点都不饿，只是为了满足这个兴奋

灶，你就老要吃，没有事的时候要吃，看电视也要吃，造成你营养过剩。储存过多的营养的最佳方式就是把它转化成脂肪（而不是蛋白质和碳水化合物），这种储存的能量可以很好去应对饥饿，这在古代艰苦的条件下是十分必要的，因此，过度营养转成脂肪而导致肥胖也是进化选择的结果。

导致超重的原因除吃的过多外，另一个原因就是体力活动太少。因此，合理必要的体力活动是极其重要的。研究表明，合理的体育活动，对预防和降低结直肠癌、乳腺癌、子宫内膜癌、胰腺癌、肾癌等都有良好作用。少吃多动，保持健康的体重和避免肥胖能预防和降低包括肿瘤在内许多慢性代谢疾病的发生，这是有深刻的科学道理的，是迄今为止科学上证明了的最有效的办法。人们生来就有点爱吃不爱动，我们懂得上述的科学道理后，就需反其道而行之。为了你的健康，预防肿瘤，少吃多动。

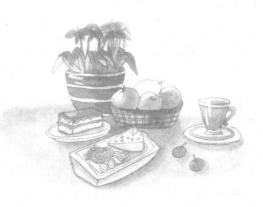

对癌症治疗的一点看法

殷蔚伯，著名肿瘤放射学专家，主任医师，中国医学科学院肿瘤医院放射科首席专家

一、癌症不再是不治之症

20 世纪初肿瘤患者的 5 年生存率只有 5%，身患恶性肿瘤几乎就等于死亡，因此人们谈癌色变。为此，人类开始致力于攻克肿瘤的研究，由于诊断及治疗技术的改进与发展，癌症患者的 5 年生存率在不断地提高，20 世纪 30 年代为 15%，60 年代为 30%。近半个世纪以来，随着 CT、MRI、PET-CT 等各种诊断设备与技术的应用与提高，促进了对肿瘤的早诊、早治；同时在治疗方面，无论是手术、放射治疗还是药物治疗都有了飞速的发展，至 20 世纪 90 年代肿瘤患者的 5 年生存率提高到 45%。2012 年美国癌症协会发表统计报告显示：1975～1995 年间在美国确诊的癌症患者治疗后 5 年生存率为 49%，而到 2001～2007 年提高至 67%。由于绝大多数肿瘤复发与转移发生在癌症诊治后的 5 年以内，因此医学上用 5 年生存率来表示癌症的治疗效果。对肿瘤患者来讲，生存超过 5 年以后再次出现复发或转移的机率就已经很低了，因此，5 年生存率常常也代表着治愈率。现在我国诊治癌症的水平与国外大体相当。我们有理由相信癌症的治疗结果将来会更好。所以说癌症不再是不治之症。

不同部位的癌症治愈率有所差别，一般来说，表浅的癌症较深部脏器的癌症治愈率高，如女性乳腺癌、子宫颈癌、男性前列腺癌等治愈率高，而肺癌、胰腺癌等的治愈率相对较低。同一种癌症的早期与晚期的治愈率也不一样。早期乳腺癌、子宫颈癌、

男性前列腺癌等患者的 5 年生存率可达 90% 以上，显著高于晚期患者；即使是**预后**差的如肺癌、食管癌也同样是早期患者的生存率显著高于晚期。所以我们倡导早期发现、早期诊断、早期治疗。当有异常发现时应尽早去医院检查。现在不少医院开展了防癌普查服务，可定期去检查。

二、癌症不是急诊

著名的肿瘤学家吴桓兴教授不断的告诫我们癌症不是急诊，他的意思是不要一诊断癌症就仓促治疗，而是强调在治疗前应进行必要的检查，制订周密的治疗方案。因为癌症的首程治疗至关重要。首程治疗不当，往往很难补救。他形象地比喻为就像剪裁衣服一样，裁的不好，很难补救。当然，患者被诊断出癌症后必然很着急，但要沉着，进行必要的检查，有时需要多学科的会诊后再进行治疗。精心地战前准备是取得胜利的重要保障。

三、现代的肿瘤放射技术

放射治疗学发展虽然已有 100 余年的历史，但较医学发展史而言，其历史短，不为人们所熟知。作为一名放射治疗科的医生，我愿意介绍一下现代的放射治疗学。放射治疗主要用于治疗恶性肿瘤，是治疗恶性肿瘤的三大主要手段之一（即手术、放射治疗及药物治疗）。早期放射治疗是通过放射性同位素 ^{60}钴产生 γ 射线或由直线加速器产生高能 X 射线和电子线来完成，也叫二维放射治疗技术，照射范围只能产生不同大小的长方形和（或）正方形**照射野**。但肿瘤生长的范围并不规则，放射治疗在杀灭肿瘤的同时，大量的正常组织也受到损害，导致了相应的放疗并发症。同时，为了避免对正常组织及器官产生不能接受的并发症，有时不得不减少照射剂量，致使肿瘤局部控制率下降或照射治疗后肿瘤复发率增加。

由于影像技术及电子计算机的发展，放射治疗从二维走到三维及四维治疗技术，即三维适形放射治疗、调强放射治疗、影像引导下放射治疗及自适应放射治疗等。换句话说，更准确、更精确的照射，能更好地照射肿瘤、同时更少地照射周围正常组织，其结果是提高肿瘤的治愈率，降低对正常组织的副反应。这些新技术的优势在一些肿瘤的治疗方面表现突出，如头颈部癌、前列腺癌等等。同时，这些新技术带来的是要在治疗前作更多细致的工作，如先行 CT（或 PET-CT）定位，在 CT 图像的每一层面上勾画肿瘤及一些正常器官，要用计算机软件即治疗计划系统计算出最合适的方案，因而放射治疗准备的时间相对较常规放射治疗长。近年来，发展的立体定向放射治疗，对一些小的肿瘤能治愈而无显著的副反应，如早期非小细胞肺癌等。但应该指出的是，如同所有的治疗方法一样，放射治疗也有其局限性，它也不能治疗所有癌症，需要结合每种癌症的特点，联合手术、药物治疗等方法综合治疗进一步提高疗效。

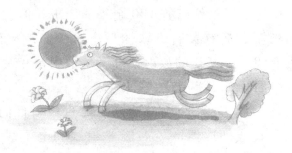

面对癌症作战的现代策略

储大同，著名肿瘤内科学专家，主任医师，中国医学科学院肿瘤医院内科首席专家

一、癌症的发生发展规律

在我们每个人的身体里，实际上都存在着不同的突变细胞。一旦身体的免疫监视功能不能发现、攻击这些突变细胞的时候，它就会由一个变两个，两个变四个，四个变八个，呈指数级增长，在很短的时间内就能变成肿瘤。直径1.5厘米的一个球形结节就已含有35亿癌细胞（$3.5×10^9$）了。这时候就可以被螺旋CT、核磁共振扫描、PET/CT等先进的仪器发现了。大家想想35亿癌细胞是个很大的数量！一些患者来就诊时已是癌症晚期，肿瘤细胞的计数远远超过这个数量，甚至能按斤计，肿瘤细胞数长到12次方，人就牺牲了。我们平常治疗肿瘤怎么治？早期可以切除，争取治愈。但当肿瘤细胞数量到11次方时已经转移得到处都是，没有切除的机会了。这时就应该使用有效的全身治疗手段，如化疗、靶向治疗、生物免疫治疗等，把肿瘤细胞的数量杀到10^9数量级以下，再想法不让它抬头。如果原发肿瘤在肺，我们称之为肺癌，可能转移到肝脏，也可能转移到骨头、转移到脑部。但是这里应该走出一个误区，癌细胞转移到肝脏的时候不能叫肝癌，只能说是肺癌的肝转移，以此类推。转移到全身各处以后，癌细胞总数量达到11、12次方时那是非常晚期的，因此，我们特别强调，肿瘤要早期发现，早期治疗。

二、不要谈化疗就色变，你有机会重振免疫力

一旦到了晚期，是否就完全不能治愈，就只能放弃了？当然

不是！其实，得了肿瘤，打仗的战略设计非常重要！怎么掌握好治疗手段-肿瘤组织-机体免疫力的三点平衡是一个极其重要的方面。很多人一听化疗都谈虎色变，觉得不能做。实际上我们要分析，肿瘤能够抑制机体免疫功能，肿瘤发展得越严重越抑制免疫功能！反过来，免疫功能提高了也能抑制肿瘤。比如放疗和化疗，既能够攻击肿瘤，对自己的免疫功能也是打击。所以治疗中机体的免疫功能跟治疗手段、肿瘤之间是三点平衡的关系。你不能光看放、化疗对身体的伤害。肿瘤被消灭以后，肿瘤对免疫功能的抑制就自然而然解除了。而放、化疗结束后它们对免疫功能的伤害也立即解除。所以我们任何一位患者在治疗时一定要把三点平衡的关系分析好。手术作为重要的治疗手段把肿瘤的大本营切掉，肿瘤细胞的数量急剧下降，对免疫功能的抑制一下子就被解除了。这时候再用放疗、化疗，进一步消灭残存肿瘤，虽然对免疫功能可能造成一定程度的暂时性抑制，但把肿瘤消灭以后，使肿瘤细胞的数量更进一步减少，这样肿瘤对免疫力的抑制更进一步得到解放。细细掂量如果用各种手段把转移灶中癌细胞总数减少到 3.5×10^9 以下，身体是完全有机会恢复免疫功能的！

三、利用高科技时代优势与肿瘤长期和平共处

对癌症作战的现代战争是建立在常规武器和信息网络系统高度协同配合的战略设计之上的。即科学合理地将手术、化疗、放疗与生物靶向治疗、免疫治疗、中医药治疗等有机地结合，达到全歼肿瘤并长期压住肿瘤的发生细胞（干细胞），使其永不抬头。之所以很多人的晚期肿瘤被治愈，就是因为将肿瘤细胞数量消灭到 35 亿左右后，再通过各种手段压住肿瘤干细胞并将免疫功能恢复到患肿瘤之前的状态。这时候残留肿瘤细胞的数量和机体免疫功能实际上已经达成了一个新的平衡状态。而这种平衡状态，在分子靶向治疗的时代，你如果有能力、有信心去努力，在医生的帮助下是完全可以争取实现的。也就是说，到那时你的机体与肿瘤已经成了长期和平共

处的双方，而这种状态经过努力完全可能持续一辈子。

分子靶向治疗是近年来的新生事物。由于科学家们发现了很多癌基因能驱动肿瘤的生长，因此就把它们叫做驱动基因。可喜的是也有很多新药能针对这些基因起到抑制作用，有效率都能在50%～70%，控制率都能达到80%～95%，均远远超过化疗。目前临床常用的分子靶向药物也已经有十几种。即使没有驱动基因存在的肿瘤，用一些影响微环境的靶向药物把它们的信号传导通路阻断，也能配合化、放疗作战而大大提高它们的疗效。

国际上有资料显示有些老人去世时不是因为肿瘤死亡，而是因为糖尿病、心血管疾病等原因。但在做尸检时却发现这些老人中很多人患有乳腺癌、前列腺癌等恶性肿瘤，但他们并不是死于癌症，而是死于其他疾病，这些人体内的癌细胞恰恰处于35亿左右的数量。这说明什么问题呢？说明他们生前有能力长期与这些癌症抗衡，达到一辈子和平共处的目的。在当代高科技发展的分子靶向治疗时代，就更具有做到这点的物质基础了。展望未来，让谈癌色变即将变成历史吧。

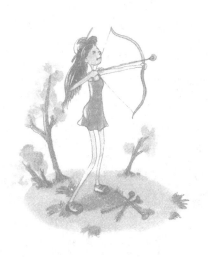

防治肿瘤，从改变自己做起

唐平章，著名头颈肿瘤外科专家，主任医师，中国医学科学院肿瘤医院前院长

说起肿瘤，大家心里不免咯噔一下，说是"谈癌色变"恐怕也不为过吧。虽然目前对肿瘤的诊治水平已经有很大提高，总体上一半以上的恶性肿瘤患者能够被治愈，但离彻底攻克它还有很长的路要走。下面结合我个人 30 余年的临床经验，就肿瘤预防、诊治谈一些自己的看法。

肿瘤有恶性和良性之分，良性肿瘤一般不会对生命造成太大损害，恶性肿瘤也就是我们通常说的癌症。癌症是人体生长到一定时机体细胞发生转化引起的肿瘤，生长不受限制而且容易出现转移，即使治疗后也可能复发。癌症病因复杂，其发生有些协同因素，它们或单独引起或加速癌症的发生。这些因素包括烟酒刺激、电离辐射、不当的生活方式和饮食习惯等。预防癌症的第一步就是减少这些因素的刺激。如吸烟可引起口腔癌、喉癌、肺癌等多个脏器肿瘤，过量饮酒可引起口腔癌、下咽癌、食管癌等，而长期食用腌制食品和食管癌的发生关系密切。特别是大量烟酒刺激，临床上可见有的患者每天喝半斤到一斤酒，吸 1~2 包烟。下咽和食管黏膜在长期刺激下发生病变导致癌症的多点发生。电离辐射虽然普遍存在于我们生活当中，如医院的 X 线检查、CT、核素扫描、家庭装修中的不合格石材等，我们也基本上不会想到过多接触会对自身造成什么影响，但甲状腺癌、白血病的发生与它的确有明显关系，尤其是对胎儿、儿童影响最大。1986 年，前苏联切尔诺贝利核事故就是个例证，事故发生后的二十年间，

该地区周边儿童的甲状腺癌发生率升高了几十倍。还有不良的饮食习惯，如吃饭太快、经常吃烫得食物、偏食、不爱吃水果等，均会对上消化道黏膜产生不良影响。预防癌症，还要保持健康向上的生活态度，经常锻炼身体，培养乐观的心态。积极乐观的情绪可以调节因压力而分泌的皮质醇和肾上腺素等激素的水平，增强机体免疫力。而有积极乐观心态的人身心更健康，死于心血管疾病的机率更低，肺部功能也更健全。预防癌症，应当定期体检，做到早诊、早治。有些癌症也有一定遗传性和家族性，癌症患者的子女较普通人得癌的机率更大，因此应当定期筛查，发现后尽早处理，治疗效果也会比较理想。

如果已诊断明确是癌症，应当如何应对呢，有四点建议提供给大家：

首先，建议初次就诊患者应当在有肿瘤治疗经验的正规医院就诊，切莫病急乱投医。对肿瘤的初次治疗十分关键，但由于国内医疗条件地区差异较大，不规范治疗屡见不鲜，患者可能因此而遭受多次治疗的苦痛，疗效一次比一次差。此外，误信游医、偏方、小广告，这些常常含有"包治""不用手术、放化疗""即刻缓解痛苦""祖传秘方"等诱人宣传，经常散布于医院周围，不仅给上当者造成经济巨大损失，更重要的是贻误最佳治疗时机，早期变晚期，能治疗的变成不治之症。目前治疗肿瘤的主要方法包括手术、放疗、化疗、分子靶向治疗等，主要根据患者的个体状况，肿瘤的部位、类型、分期采用不同的治疗方法。如早期喉癌可采用单纯手术、单纯放疗或激光治疗的方法，而晚期喉癌应用手术和放疗相结合的综合治疗；绝大部分甲状腺癌可单纯手术治疗，无需放、化疗，如病变侵犯广泛时可在甲状腺全切除后行[131]I核素治疗。不同肿瘤均有一定的诊治规范，我院的综合查房制度更加保证这些患者得到个体化、科学、合理和有效的治疗方案。综合查房制度是我院针对复杂、疑难或需要多学科共同讨论的病例，召集包括外科、放疗科、肿瘤内科、诊断科、病理科医师一起研讨确定治疗方案的查房制度，特别是针对像下咽癌、乳腺癌、肺癌等这些需要多学科综合治疗的病种，在查房过程中确定患者的肿瘤范围、手术切除范围、功能重建方法、放化疗时机等等，使得患者在开始治疗前就确定了完整的治疗方案。

其次，肿瘤患者治疗时应做好家庭内部计划，安排好人员和经济保障。治疗肿瘤时间短则一两周，长则数年，通常为 1~2 个月。治疗时应安排好家人进行照顾和护理，家人的陪伴和呵护也是对身心遭受癌症折磨患者的一种安慰。虽然说现在来看病不至于砸锅卖铁、出卖房子家当，全民医保也覆盖了中国 90% 以上的人口，但治疗肿瘤的费用在几千至数百万不等，诊断措施有廉、有贵，一些化疗药物每个疗程都在几万以上，对一个普通家庭也是一笔不小的花销，因癌致贫常有发生，所以应当根据患者家庭经济状况量力而行，不要影响家庭其他成员的基本生活保障，医生们也会根据患者家庭的实际情况制订相对合理的诊治方案。

再次，肿瘤患者治疗后应坚持定期复查，因为肿瘤治疗失败 50% 以上是因为复发引起，而复发多在治疗后的 5 年之内，部分复发患者还可通过治疗达到根治效果，因此建议治疗后 1~2 年内每 3 个月复查 1 次，2~5 年内每半年复查 1 次，5 年以上的患者每年复查一次，坚持严格的复查制度是提高治疗效果的另一保证。

最后，对于某些特定肿瘤，肿瘤患者应习惯和学会与瘤共存，调整心态，提高生活质量。临床表现最突出的是结节性甲状腺肿（良性），目前甲状腺肿瘤的发病率全世界都在升高，特别是结节性甲状腺肿，由于其生长缓慢，可以几年甚至几十年缓慢生长，对患者的生活及工作影响不大，而手术治疗又不易彻底切除，还存在复发可能，因此临床目前均建议观察，不必要手术。

患者应该调整心态，做到和肿瘤"和平共处"。另外，还有一些特殊类型的肿瘤，如腺样囊性癌，容易出现远处转移，也是生长缓慢，对放、化疗并不敏感，临床上尚没有行之有效的治疗措施，但肿瘤的发展非常缓慢，这段时间非常长，因此患者应当学会坦然面对，提高这段生活质量，千万不要自己吓唬自己。

　　总之，肿瘤的防治都要必须从改变自己做起，谚语说"自助者，天助之"也就是这个意思，不仅要保持乐观向上的心态，健康良好的生活方式，尽量节制烟酒等不良刺激，更要在患病后保持清醒的头脑，做好长期抗癌的准备，在正规的医院制订科学合理的治疗方案，并定期**随访**。相信这些措施一定能达到目前最好的治疗效果！

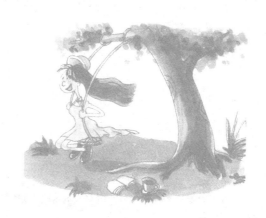

勇气创造奇迹　科学铸造明天

赵平，著名腹部肿瘤外科专家，主任医师，全国政协委员，中国医学科学院肿瘤医院前院长

刘晓林先生是一位优秀的教师，他培养的学生可谓桃李满天下。然而，这位受人爱戴的人却突遭横祸，使他陷入苦难之中。去年过生日，一杯酒下肚，刘晓林先生感到胃部灼痛。他的一个学生安排他去一家医院做检查，这位学生是这家医院的院长，为老师跑前跑后。做胃镜时发现老师的胃窦部有溃疡，**活检**病理证实是腺癌。尽管她没有告诉老师真相，刘晓林先生还是从那张苦笑的脸上发现了破绽。刘晓林先生偷偷从病例中看到那些可怕的字眼，犹如晴天霹雳，晕倒在医院。他不能相信自己得了癌症，他一生没有做过坏事，也没有休过一天病假，怎么会"突然得了癌症？"一定是医院搞错了。他又去了几家医院，医生们都说第一医院的诊断是准确的。刘老师顿时觉得世界马上陷入黑暗与恐怖之中。尽管家人苦苦相求、相劝，朋友送来的补品堆满房间，刘晓林先生还是惶惶不可终日，茶饭难进。他有时觉得如果不吃饭也许会饿死肿瘤，他整天抱着肿瘤书籍苦苦探寻，祈望找到治疗癌症的绝招。然而，他却始终没有听从医生的劝导去做手术治疗。表姐告诉他，"癌症一做手术就会扩散全身。你姐夫要是不做手术也不会死的那么快！"肿瘤医院门口有不少"热情的人"推荐治疗癌症的祖传秘方，他们许诺包管治好刘老师的病，还向他出示已经治愈癌症患者的心得体会。刘老师彻底迷茫了，在困惑中花掉几万块钱也没有觉得见效。有个得甲状腺癌的同学已经活了5年，在他的劝导下，刘晓林去青海的一个寺庙求助保

佑，据说不少癌症患者喝了那里的"圣水"后癌症消失了。折腾了几个月，有一天刘晓林发现大便呈柏油状，同时他感到心慌、气短，家人看他面色苍白，出冷汗，把他送进医院，送进手术室。手术中发现胃癌已经扩散，并转移到肝脏。最佳的治疗时机不幸被错过了。

导医的忠告：癌症的发病率受社会发展的影响在继续上升，尤其是人口老龄化和工业化进程导致癌症的新发人数与年俱增。当我们不幸患了癌症，重要的是不能被吓倒。癌症是可以治愈的，世界卫生组织提出40%的癌症通过早诊、早治可以治愈，可以长时间生存。因此，癌症不等同于死亡。刘老师如果得知患高血压、糖尿病，他不会面临天崩地裂的恐惧，更不会丧失理智乱投医。然而，值得注意的是现在癌症已经正式被列入慢性非传染性疾病的系列，说明许多人认为得了不治之症，被死亡的阴魂吓破了胆。美国发现在尸检时许多人患有癌症，生前没有症状或没有被诊断，说明即使身体内有肿瘤，与瘤共存也不是天方夜谭。癌症是恶魔，但是与其吓死，不如抗争求活。最近20年，恶性肿瘤的诊治有跨越式进步，放射治疗设备的进步使恶性肿瘤的放射更加精确和有效；放射治疗的治愈率不断提高。肿瘤内科治疗也努力规避化疗对于全身的副作用；靶向治疗的效果不断创造出惊人的奇迹。外科手术仍是肿瘤治疗的首选方案，外科对器官的人文保护使许多患者减少残疾和心理伤害。多学科的综合治疗使治疗的方案更加合理、更加有效。作为肿瘤专科医生，我们可以说许多肿瘤已经能够治愈。虽然，对于刚刚发现肿瘤的患者，医生常常按家属的意愿用善意的"谎言"掩饰病情真相；但是并不等于医生失去治愈的信心；我们的经验不仅已经可以让许多患者得到长期的生存，而且我们已经注意到关注肿瘤患者的生活质量。保留乳房的乳腺癌手术、保留肛门的直肠癌手术都已经在临床广泛应用。微创治疗也大大减少患者的创伤而达到治疗的效果。北京的抗癌乐园有上万名会员都是癌症患者，他们不仅一起抗争癌症，而且他们还组织文艺活动、体育锻炼改善身体机能，调节心理状态，使越来越多的肿瘤患者赢得生存，也享受了生存的质量。抗癌是一场没有硝烟的战争，争取活下去，能够赢取第二次生命的人就是英雄。勇气创造奇迹，科学铸造明天。

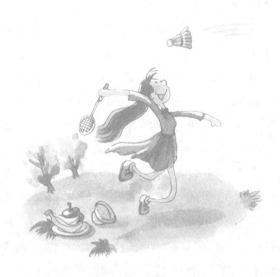

十二、名词解释

1. **备皮**：手术前将手术部位按要求剃除体毛及清洁局部皮肤，以减少术后感染的机会。

2. **表皮生长因子受体（EGFR）**：指正常上皮细胞/或来源于上皮组织的肿瘤细胞表面表达的一种蛋白质。它与血液中或肿瘤细胞自身分泌的一种叫做表皮生长因子的物质具有配对结构，能被表皮生长因子识别并和它结合，因此叫做表皮生长因子受体。

3. **冷冻检查**：又称冷冻切片检查，即手术中将切下的组织经低温快速冷冻后行快速病理检查，是绝大多数疾病在手术中明确诊断的方法，大约30分钟即可出结果。

4. **肠道准备**：检查或治疗前需要做肠道的清洁准备工作。

5. **肠屏障功能**：是指肠道上皮具有分隔肠腔内物质，防止致病性物质侵入的功能。正常情况下肠道具有屏障作用，可有效地阻挡肠道内寄生菌及其毒素向肠腔外组织、器官移位，防止机体受内源性微生物及其毒素的侵害。肠道除消化吸收功能外，其功能完整的黏膜屏障可防止细菌入侵，也防止吸收毒素。

6. **常用抗心律失常药物**：有奎尼丁、普鲁卡因胺、普罗帕酮（心律平）、维拉帕米（异搏定）、普尼拉明（心可定）、阿替洛尔（氨酰心安）、氧烯洛尔（心得平等）。

7. **触诊**：医生用手指或触觉为患者进行体格检查的方法。

8. **电解质紊乱**：是指血液中的离子，如钾、钠、碳酸氢盐、钙、镁、磷、氯出现异常升高、降低或比例失衡。出现电解质紊乱后患者会出现一系列不适症状。

9. **放射性浓聚**：指病变部位摄取放射性药物高于正常组织。

10. **非实体肿瘤**：经影像学检查及触诊无法看到或扪及到的

肿瘤，如白血病等。

11. **分子影像学**：是近年来出现的交叉学科，它将分子生物学和影像医学有机结合，在分子及细胞水平研究疾病的发生、发展、转归。

12. **芬太尼族**：包括芬太尼、阿芬太尼、苏芬太尼和瑞芬太尼等药物。

13. **辐射损伤**：指由电离辐射所致的急性、迟发性或慢性的机体组织损害。

14. **富含维生素 B_{12} 的食物**：包括肉类食物，但植物性食品中基本不含维生素 B_{12}。

15. **富含维生素 B_1 的食物**：有豆类、坚果类、芹菜、瘦肉、动物内脏、小米、大白菜、发酵食品等。

16. **富含维生素 B_2 的食物**：有动物内脏、猪肉、小麦粉、大米、黄瓜、鳝鱼、鸡蛋、牛奶、豆类、油菜、菠菜、青蒜等。

17. **富含维生素 B_6 的食物**：有鸡肉、鱼肉、牛肉、燕麦、小麦麸、麦芽、豌豆、大豆、花生、胡桃等。

18. **富含维生素 C 的食物**：主要是新鲜的蔬菜和水果，如西红柿、青菜、韭菜、菠菜、柿子椒、柑桔、橙子、柚子、红果、葡萄等。

19. **富含维生素 E 的食物**：有各种油料种子及植物油，如麦胚油、玉米油、花生油、芝麻油、豆类、粗粮等。

20. **富含维生素 K 的食物**：有牛肝、鱼肝油、蛋黄、乳酪、海藻、菠菜、甘蓝菜、莴苣、香菜、藕等。

21. **干性脱皮**：是指皮肤的轻度放疗反应，表现为受到照射部位的皮肤出现鳞屑样的表皮脱落，脱落处皮肤干燥，没有渗出。

22. **高蛋白、易消化和易吸收的食物**：主要包括巧克力、酸奶、蛋白粉、豆腐、鱼肉等食物。

23. **高危因素**：是指患某种疾病危险性高的因素，该因素与疾病的发生有一定的因果关系，当消除该因素时，疾病的发生机率也随之下降。

24．**根治性放射治疗**：能达到治愈肿瘤的目的，患者接受放射治疗后有希望获得长期生存的结果。

25．**功能影像学**：可以评估脏器某些功能的影像学检查手段，如 PET-CT 等。

26．**骨髓抑制**：是指骨髓中的血细胞前体的活性下降，导致外周血细胞数量减少，是化疗药物的常见毒副反应。实验室检查表现为白细胞减少、血红蛋白降低、血小板减少。

27．**过敏反应**：是指已免疫的机体在再次接受相同物质的刺激时所发生的反应。反应的特点是发作迅速、反应强烈、消退较快。表现为胸闷、心悸、呼吸困难、瘙痒、皮疹等。

28．**含钾食物**：含钾丰富的水果有草莓、柑橘、葡萄、柚子、西瓜、香蕉、番茄、硬柿、龙眼、香瓜、枣子、橙子、芒果等。含钾比较丰富的蔬菜有菠菜、山药、毛豆、苋菜、大葱等。

29．**含维生素 A 的食物**：有动物肝脏、奶、胡萝卜、西红柿、柿子、鸡蛋等。

30．**含纤维素食物**：蔬菜类食物富含纤维素，如笋、辣椒、蕨菜、菜花、菠菜、南瓜、白菜、油菜等。

31．**含锌食物**：食物中含锌较多的有牡蛎、胰脏、肝脏、血、瘦肉、蛋、粗粮、核桃、花生、西瓜子等。

32．**荷瘤小鼠**：就是被移植了肿瘤的小鼠，即肿瘤小鼠模型。

33．**后装放疗**：主要用于针对宫颈癌、子宫内膜癌的放疗。先将布放射源的容器放入阴道、子宫或肿瘤内，再将放射源通过管子送入容器内而达到宫颈、子宫等部位进行的放射治疗。

34．**缓释制剂**：指口服后能够按照要求缓慢地非恒速释放药物，与相应的普通制剂比较，给药频率至少减少一半或有所减少，且能显著增加患者的顺应性或疗效的制剂。

35. **活检**：活体组织检查简称"活检"，是指应诊断、治疗的需要，从患者体内切取、钳取或穿刺等取出病变组织，进行病理学检查的技术。

36. **基础代谢**：指人在安静状态下的代谢状态。

37. **假阳性**：指由于多种原因造成将阴性结果误判为阳性，而假阴性则是指将真正的阳性结果误判为阴性。临床上应用的任何技术都很难做到100%正确，故偶尔会有假阳性或假阴性的结果。

38. **假阴性**：某项检查的结果实际上应该是阳性的，但由于操作、仪器、个人身体特性等原因导致结果呈阴性。

39. **禁忌证**：指不适宜于采用某种诊断或治疗措施的疾病或状况。

40. **巨噬细胞集落刺激因子**：是一种促进人体造血细胞增殖和分化的细胞因子，具有刺激粒细胞、单核巨噬细胞成熟，促进成熟细胞向外周血释放，并能促进巨噬细胞及嗜酸性细胞的多种功能。临床主要用于预防和治疗肿瘤放疗或化疗后引起的白细胞减少症、预防白细胞减少可能潜在的感染并发症，以及促进因感染引起的中性粒细胞减少的加快恢复。

41. **开放性手术**：即传统的开刀手术，用刀从身体表面逐层切开，显露要手术的部位，通常伤口较大，创伤也较大，瘢痕大。开放性手术是相对于腔镜手术来讲，腔镜手术伤口相对要小很多，愈合也较快，损伤小。

42. **抗血小板聚集**：是指有抗血栓形成的作用。

43. **空腔脏器**：是指管腔状的器官，脏器内部含有大量空间，如胃、肠、膀胱、胆囊等。

44. **控释制剂**：是通过定时、定量、匀速地向外释放药物的一种剂型，它能使药物在血液中的浓度恒定，没有波动现象，从而更好地发挥疗效。

45. 淋巴结清扫术：指切除某种恶性肿瘤易于发生转移或已经发生转移的某部位淋巴组织及周围的脂肪、神经、血管等组织的手术。

46. 咯血：是指喉部、气管、支气管及肺实质出血，血液经咳嗽由口腔咯出的一种症状。

47. 弥散性血管内凝血（DIC）：是指在某些致病因子作用下凝血因子和血小板被激活，大量可溶性促凝物质入血，从而引起一个以凝血功能失常为主要特征的病理过程（或病理综合征）。在微循环中形成大量微血栓，同时大量消耗凝血因子和血小板，继发性纤维蛋白溶解（纤溶）过程加强，导致出血、休克、器官功能障碍和贫血等临床表现的出现。

48. 免疫组化：是应用免疫学基本原理——抗原抗体反应，即抗原与抗体特异性结合的原理，通过化学反应使标记抗体的显色剂（荧光素、酶、金属离子、同位素）显色来确定组织细胞内抗原（多肽和蛋白质），对其进行定位、定性及定量的研究，称为免疫组织化学技术。

49. 脑水肿：指由于某种致病因素导致的脑内水分增加、脑容积增大的病理现象。

50. 凝血功能：人的血液有自动凝固的功能，如正常情况下人受到外伤导致出血时，血液会自动凝固而止血。而某些血液病患者，血液中的促进血液凝固的因子发生异常，可出现出血不能自止的情况。

51. 腔镜检查：利用人体天然形成的通道或通过微小切口将特殊的腔镜器械导入人体内进行的检查，如膀胱镜检查、宫腔镜检查、腹腔镜检查等。

52. 乳糜漏：颈清扫术后颈部负压引流量增多，颜色表现为乳白色液体。主要是颈段胸导管或右淋巴管破裂所致，以左侧多见。

53. 乳糜微粒：脂类食物消化时形成外观混浊的一种白色或淡黄色混浊液，经肠道的乳糜管吸收，再由淋巴系统运送，经胸导管注入血循环。

54. 弱阿片类药物：抗镇痛作用弱的阿片类药物，以可待因为代表。

55. 筛查：是指通过询问、查体、实验室检查和影像学检查等方法对"健康人"针对某种或某些疾病有目的进行的检查，是早期发现癌症和癌前病变的重要途径。

56. 神经毒性：通常是指药物的副作用。是指药物或治疗（如放射治疗）除了正常的治病作用外，对人体神经系统所带来的损伤。

57. 肾毒性：临床表现轻重不一，轻度时可为蛋白尿和管型尿，继而可发生氮质血症、肾功能减退，严重时可出现急性肾衰和尿毒症等。肾毒性可为一过性，也可为永久性损伤。可导致肾毒性的常见药物有某些抗菌药、抗肿瘤药、解热镇痛抗炎药、麻醉药、碘化物造影剂、碳酸锂等。

58. 生化全套：是指用生物或化学的方法来对人进行身体检查，生化全套检查内容包括：肝功能（总蛋白、白蛋白、球蛋白、胆红素、转氨酶）；血脂（总胆固醇、甘油三酯、高和低密度脂蛋白）；空腹血糖；肾功能（肌酐、尿素氮）；尿酸；乳酸脱氢酶；肌酸激酶等。

59. 生命体征：是用来判断患者的病情轻重和危急程度的指征，主要包括有体温、脉搏、呼吸和血压，是维持生命基本征候，是机体内在活动的客观反应，是衡量机体状况的重要指标。

60. 生殖因素：指月经初潮年龄、第一胎的生育年龄、未生育、产后未哺乳、月经周期短、绝经后雌激素水平高等。

61. 适应证：指某一种药物或诊断治疗方法所能诊断治疗的

疾病范围或疾病状态。

62．**随访**：指医生在对患者进行诊断或治疗后，对患者疾病发展状况、治疗后恢复情况等继续进行追踪观察所做的工作。

63．**听诊**：是医生用耳或听诊器来探听人体内自行发出的声音来判断是否正常的一种诊断方法。

64．**痛阈**：是指引起疼痛的最低刺激量。痛阈的高低因人而异，且受多种因素影响，比如年龄、性别、性格、心理状态以及致痛刺激的性质等。

65．**透皮给药**：是指将药物涂抹或敷贴于皮肤表面，并通过皮肤吸收药物的一种给药方法。

66．**望诊**：医生运用视觉，对人体以及排出物进行有目的地观察，以了解健康或疾病状态。

67．**围手术期**：是指从患者决定接受手术治疗开始，直至手术后基本康复的全过程，时间在术前 5~7 天至术后 7~12 天。

68．**胃肠道反应**：本书中胃肠道反应多是指化疗药物常见副作用之一，主要表现为食欲减退、恶心、呕吐、腹胀、腹泻等。

69．**误吸**：误吸字面上讲就是错误的吸入呼吸道。吸入物可以是液体、食物、异物等，如果手术，吸入物则是胃内容物，如胃液、食物等可因呕吐而被吸入呼吸道，造成呼吸道阻塞、吸入性肺炎，甚至窒息等严重后果。

70．**纤溶酶原激活物**：是由血管内皮细胞合成、分泌、不断释放入血液一种单链糖蛋白，是凝血系统重要的监测指标。人体血液中组织纤溶酶原激活物正常值为 0.3~0.5U/ml（发色底物法）。其临床意义为：降低：提示纤溶活性降低。见于血栓前状态和血栓性疾病，如动脉血栓形成、深部静脉血栓形成、缺血性脑卒中等。升高：提示纤溶活性亢进，见于原发性和继发性纤溶亢进，如弥散性血管内凝血、急性早幼粒细胞白血病、肝病、冠心病、高脂血症、应激反应等。

71. **纤维鼻咽喉镜**：是一种光学检查仪器，由产生光源的部件和可以进入鼻咽部和喉部的长管状镜身构成。镜身直径较细，通常为 4~5 毫米，可以通过鼻腔进入鼻咽部和喉部，直接观察这些部位是否正常。

72. **纤维蛋白溶解系统**：血液凝固过程中形成的纤维蛋白被分解液化的过程称纤维蛋白溶解。纤维蛋白溶解的激活物（纤溶酶原和纤维蛋白溶解酶即纤溶酶）和抑制物以及纤溶的一系列酶促反应，总称为纤溶系统。

73. **血管内皮生长因子（VEGF）**：是指一种能够刺激血管内皮细胞生长、形成新生血管的蛋白质。

74. **血生化检查**：检测除血细胞外存在于血液中的各种离子、糖类、脂类、蛋白质以及各种酶、激素和机体的多种代谢产物的含量的检查。

75. **严重血液学毒性**：是指药物对血液系统的毒性作用达到 IV 级（出现血红蛋白 $<6.5g/dl$、白细胞 $<1.0\times10^9/L$、中性粒细胞 $<0.5\times10^9/L$、血小板 $<25.0\times10^9/L$ 等改变）。

76. **眼睛的光反射**：通常是指眼睛的瞳孔对光线刺激的一种反应。表现为光线强时，瞳孔缩小；光线暗时，瞳孔放大。

77. **药代动力学**：是定量研究药物在生物体内吸收、分布、代谢和排泄规律，并运用数学原理和方法阐述血药浓度随时间变化的规律的一门学科。

78. **要素饮食**：一种化学精制食物，含有全部人体所需的易于消化吸收的营养成分，包含游离氨基酸、单糖、主要脂肪酸、维生素、无机盐类和微量元素。主要特点：无需经过消化过程即可直接被肠道吸收和利用，为人体提供热能及营养。

79. **一过性失眠**：又称临时性失眠，是一种持续一段时间后可自行缓解的睡眠障碍。它不同于"失眠症"，多半是由心理上或精神上的原因引起，一旦消除了引起失眠的原因，就可以恢复至平日的睡眠状态。

80. **乙肝两对半**：是检查乙肝病毒感染的血清标志物。常用的乙型肝炎病毒免疫学标志物包括表面抗原、表面抗体、e抗原和e抗体、乙肝核心抗体五项，因前四项为两对抗原和抗体，加上乙肝核心抗体，故称为两对半，又称为乙肝五项。其检查意义在于：检查是否感染乙肝及感染的具体情况。

81. **溢乳**：在本书中特指乳头分泌出乳液。

82. **应激状态**：指人体在受到刺激之后作出的反应，以便适应这个刺激变化的环境。这时候的状态称应激状态。

83. **优质动物蛋白质**：动物性食物中含有优质蛋白质、铁、锌、维生素 B_2 等，但缺乏维生素 C，钙的含量也少。

84. **预后**：指预测疾病的可能病程和结局，只是医生们依据某种疾病的一般规律推断的一种可能性，这种可能性通常是指患者群体而不是个人。

85. **照射野**：在患者接受放疗前，医生会通过 CT 扫描进行病灶部位定位，通过电子计算机计算、规划后会在患者身体表面划定一个将要进行放射治疗的照射范围，这个被划定的区域就叫照射野。

86. **脂肪血**：大量脂肪进入血液形成乳糜微粒，使血液呈浑浊状，严重时血液似米汤样。又称为乳糜血。

87. **职业危险暴露**：指由于职业关系而暴露在某种危险因素中，从而有可能损害健康或危及生命的一种情况。

88. **中度有氧活动**：在运动过程中，人体吸入的氧气大体与需要的氧气相等，也称等张运动，如步行、慢跑、游泳、骑自行车、跳绳、上下楼梯、健身舞等。

89. **种植**：体腔内器官的恶性肿瘤侵及器官表面时，瘤细胞可以脱落，像播种一样种植在体腔内其他部位而形成的转移性肿瘤病灶。